**Hepatites Virais e
Normas de Biossegurança
para Profissionais
da Beleza e Saúde**

Biossegurança e Medicina do Trabalho

A Ciência e a Arte de Ler Artigos Científicos – **Braulio Luna Filho**
A Didática Humanista de um Professor de Medicina – **Decourt**
A Questão Ética e a Saúde Humana – **Segre**
A Saúde Brasileira Pode Dar Certo – **Lottenberg**
A Vida por um Fio e por Inteiro – Elias **Knobel**
Artigo Científico - do Desafio à Conquista - Enfoque em Testes e Outros Trabalhos Acadêmicos – **Victoria Secaf**
As Lembranças que não se Apagam – Wilson Luiz **Sanvito**
Coluna: Ponto e Vírgula 7ª ed. – **Goldenberg**
Como Ter Sucesso na Profissão Médica - Manual de Sobrevivência 4ª ed. – Mario Emmanuel **Novais**
Cuidados Paliativos – Diretrizes, Humanização e Alívio de Sintomas – **Franklin Santana**
Dicionário de Ciências Biológicas e Biomédicas – **Vilela Ferraz**
Dicionário Médico Ilustrado Inglês-Português – **Alves**
Epidemiologia 2ª ed. – **Medronho**
Gestão Estratégica de Clínicas e Hospitais – **Adriana Maria** André
Guia de Consultório - Atendimento e Administração – **Carvalho Argolo**
Internet - Guia para Profissionais da Saúde 2ª ed. – **Vincent**
Medicina: Olhando para o Futuro – **Protásio** Lemos da **Luz**
Medicina, Saúde e Sociedade – **Jatene**
Nem Só de Ciência se Faz a Cura 2ª ed. – **Protásio da Luz**
O Que Você Precisa Saber sobre o Sistema Único de Saúde – **APM-SUS**
Patologia do Trabalho (2 vols.) 2ª ed. – **René Mendes**
Política Públicas de Saúde Interação dos Atores Sociais – **Lopes**
Psiquiatria Ocupacional – Duílio Antero de **Camargo** e Dorgival **Caetano**
Saúde Ocupacional: Autoavaliação e Revisão – **Gurgel**
Sono - Aspectos Profissionais e Suas Interfaces na Saúde – **Mello**
Trabalho em Turnos e Noturno na Sociedade 24 Horas – **Rotemberg e Frida**
Tratado de Medicina de Urgência – **Lopes** e Penna **Guimarães**
Um Guia para o Leitor de Artigos Científicos na Área da Saúde – **Marcopito Santos**
Vias Urinárias - Controvérsias em Exames Laboratoriais de Rotina 2ª ed. – **Paulo** Antonio Rodrigues **Terra**

Outros Livros de Interesse

1808-2008 - Faculdade de Medicina da UFRJ – **Sylvia** da Silveira Mello **Vargas**
A Ciência e a Arte de Ler Artigos Científicos – Edição Revista e Atualizada – **Braulio Luna Filho**
A Vida por um Fio e por Inteiro – Elias **Knobel**
Artigo Científico - do Desafio à Conquista - Enfoque em Testes e Outros Trabalhos Acadêmicos – **Victoria Secaf**
As Lembranças que não se Apagam – Wilson Luiz **Sanvito**
Cabelo - Tudo o que Você Precisa Saber – Valcinir **Bedin**
Coração...é emoção – **Knobel**
Cuidados Paliativos – Diretrizes, Humanização e Alívio de Sintomas – **Franklin Santana**
Didática Médica - Técnicas e Estratégicas – **Ramires**
Disfunção Temporomandibular – José **Goldenberg e Gaspar**
Doenças Associadas ao Estilo de Vida: Uma Bomba Relógio – **Mismatch**
Envelhecer com Arte, Longevidade e Saúde – **Arthur Roquete de Macedo**
Evocações – **Clementino Fraga** Filho
Gestão Estratégica de Clínicas e Hospitais – **Adriana Maria** André
Guia de Consultório - Atendimento e Administração – **Carvalho Argolo**
Internet - Guia para Profissionais da Saúde 2ª ed. – **Vincent**
Inter(in)disciplinaridade – Antônio **Augusto Lopes**
Medicina: Olhando para o Futuro – **Protásio** Lemos da **Luz**
Medicina Tradicional Chinesa – **Dina Kauffman**
Memórias em Espanhol – Elias **Knobel**
Nem só de Ciência se Faz a Cura 2ª ed. – **Protásio da Luz**
O que Você Precisa Saber sobre o Sistema Único de Saúde – **APM-SUS**
O Poder Encantatório das Palavras – **Sanvito**
Pai – O que é Microbrio? – **Althertum**
Política Públicas de Saúde Interação dos Atores Sociais – **Lopes**
Procedimentos de Primeiros Socorros para Cães – Rogério **Cury** Pires
Segredos de Mulher - Diálogos Entre im Ginecologista e um Psicanalista – Alexandre **Faisal** Cury
Sobre Neurônios, Cérebros e Pessoas – **Lent**
Soltando o Magro – **Smith**
Tenho Síndrome do Intestino Irritável... E Agora? - Um Guia Completo para Pacientes com Síndrome do Intestino Irritável – **Flávio Steinwurz**
Um Guia para o Leitor de Artigos Científicos na Área da Saúde – **Marcopito Santos**
Vigilância em Saúde Ambiental 2ªed. – **Papini**

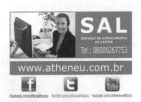

Hepatites Virais e Normas de Biossegurança para Profissionais da Beleza e Saúde

ANDRÉIA CRISTINE DENELUZ SCHUNCK DE OLIVEIRA

Enfermeira pela Faculdade de Enfermagem do Hospital Israelita Albert Einstein. Doutorado em Ciências pelo Programa de Pós-graduação da Coordenadoria de Controle de Doenças da Secretaria de Estado da Saúde. Estomaterapeuta pela Universidade de Taubaté – UNITAU. Enfermeira do Serviço de Controle de Infecção Hospitalar do Instituto de Infectologia Emílio Ribas. Presidente da Comissão do Grupo de Prevenção e Tratamento de Feridas do Instituto de Infectologia Emílio Ribas. Responsável pelo Serviço de Estomaterapia do Hospital Premier. Membro da Sociedade Brasileira de Estomaterapia (SOBEST): estomias, feridas e incontinências. Membro da Comissão Central de Estomaterapia da Secretaria de Saúde de Estado de São Paulo. Consultora e Palestrante em Biossegurança e Estomaterapia

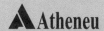

EDITORA ATHENEU

São Paulo —	Rua Jesuíno Pascoal, 30
	Tel.: (11) 2858-8750
	Fax: (11) 2858-8766
	E-mail: atheneu@atheneu.com.br
Rio de Janeiro —	Rua Bambina, 74
	Tel.: (21)3094-1295
	Fax: (21)3094-1284
	E-mail: atheneu@atheneu.com.br
Belo Horizonte —	Rua Domingos Vieira, 319 — conj. 1.104

CAPA: Paulo Verardo

PRODUÇÃO EDITORIAL: Rosane Guedes

Dados Internacionais de Catalogação na Publicação (CIP)
(Câmara Brasileira do Livro, SP, Brasil)

Oliveira, Andréia Cristine Deneluz Schunck de
  Hepatites virais e normas de biossegurança para profissionais da saúde e beleza / Andréia Cristine Deneluz Schunck de Oliveira. -- São Paulo : Atheneu Editora, 2016.

  Biobliografia
  ISBN 978-85-388-0722-3

  1. Biossegurança 2. Hepatite 3. Hepatites virais 4. Hepatites virais - Diagnóstico 5. Hepatites virais - Tratamento 6. Profissionais da saúde 7. Segurança do trabalho 8. Serviços de saúde I. Título.

16-05342   CDD-363.15

Índices para catálogo sistemático:

1. Hepatite virais : Biossegurança : Segurança do trabalho : Serviços de saúde   363.15

OLIVEIRA, A. C. D. S.

Hepatites Virais e Normas de Biossegurança para Profissionais da Beleza e Saúde

---

© *EDITORA ATHENEU*

São Paulo, Rio de Janeiro, Belo Horizonte, 2016

Dedicatória

Dedico este livro
ao meu marido, Aurélio,
e a minha filha, Lauren,
pessoas especiais em minha vida,
fonte de estímulo, incentivo, apoio
e amor em todos os momentos.

Agradecimentos

Ao Prof. Dr. Roberto Focaccia, por seus ensinamentos valiosos, que muito contribuíram para o meu aprimoramento científico.
A Sayonara Scotá, mestre em Ciências, enfermeira da Educação Continuada do Instituto de Infectologia Emílio Ribas, pelo apoio.
A Adriana Maria da Costa e Silva, enfermeira do CCIH do Instituto de Infectologia Emílio Ribas, pela amizade, incentivo e ajuda.
Aos meus pais, Antônio de Oliveira e Doracy Deneluz Schunck, pela vida.
À minha sogra, Albertina Bueno Pereira, pelo amor e carinho.
A todas as manicures e pedicures, pela receptividade e pelos ricos depoimentos.

Citação

"O valor das coisas não está no tempo que elas duram,
mas na intensidade com que acontecem.
Por isso, existem momentos inesquecíveis,
coisas inexplicáveis e pessoas incomparáveis."
Fernando Pessoa

Prefácio

É com muita satisfação e honrado pelo convite da Dra. Andréia Cristine Deneluz Schunck de Oliveira que prefacio seu livro *Hepatites Virais e Normas de Biossegurança para Profissionais da Beleza e Saúde*. Há alguns anos, tive a honra de orientar seu trabalho experimental de doutorado, apresentado no Instituto de Infectologia Emílio Ribas. Como a minha linha central de pesquisa é sobre o estudo das hepatites virais, e como um apaixonado "hepatitólogo", sugeri a então enfermeira do Instituto que estudasse a dimensão do problema das manicures, pedicures e podólogas como vetores de transmissão dessas infecções. Pesquisa de campo inédita no Brasil, na qual pudéssemos verificar *in loco* as condições de trabalho e o conhecimento de biossegurança dessas profissionais. Fui surpreendido pelo entusiasmo, disciplina e interesse da então candidata pela pesquisa. Fomos a campo, com o auxílio do Instituto Datafolha, que sorteou os pontos do município de São Paulo para que fossem representativos do universo estudado.

Os resultados foram surpreendentemente alarmantes. Pudemos constatar a dimensão do imenso universo, estimado em cerca de 200.000 pessoas envolvidas nessas atividades, em sua grande maioria amadoras de "finais de semana", e a total falta de conhecimento dos cuidados de biossegurança. Até mesmo os cursos profissionalizantes eram destituídos de orientação nesse sentido. A comprovação das consequências pode ser confirmada pelo estudo soroepidemiológico, que demonstrou a verdadeira grandeza do problema e o risco à saúde pública que envolve essas atividades profissionais quando não devidamente orientadas e fiscalizadas. Não é preciso imaginar o brilhantismo da tese apresentada e a rápida e notável repercussão na população, nos gestores de saúde e na vigilância epidemiológica. A Dra. Andréia passou a ser intensamente requisitada pela mídia, deu um sem-número de palestras e aulas. Sua tese constituiu um marco na compreensão do problema e uma notável contribuição à saúde humana.

Sou testemunha do empenho em que a Dra. Andréia passou a adotar a questão como sua linha de pesquisa. Mergulhou com profundidade no assunto. Até mesmo foi convidada a elaborar um manual de orientação para o Ministério da Saúde, destinado aos profissionais de salões de beleza.

Prefácio

Não tenho dúvidas de que a autora do livro é, sem sombra de dúvida, a pessoa que mais entende do assunto em nosso País.

O livro é o resultado de um extenso trabalho intelectual, merecedor de profundos elogios. Suas orientações são uma contribuição ímpar à comunidade de profissionais que exercem trabalho com manuseio de sangue e utilização de material cortante ou perfurante de uso coletivo. Destina-se a uma gama extensa de leitores, gestores, vigilância sanitária, estudantes e profissionais e, acima de tudo, a toda população que se expõe ao risco de contaminação com os vírus das hepatites virais.

Ao ter compartilhado com a Dra. Andréia a pesquisa pioneira, aprendi a admirá-la em seu trabalho contínuo que abraçou na luta contra as hepatites virais.

A surpresa deste livro é uma forte emoção para mim. Parabéns à Dra. Andréia.

Roberto Focaccia
Mestre, Doutor e Livre-docente
pela Universidade de São Paulo (USP)

Sumário

Prefácio, *XI*
Roberto Focaccia

1. Introdução, *1*

2. Hepatite B – Epidemiologia, *5*

3. Hepatite B – Modos de Transmissão, *9*

4. Hepatite B – Diagnóstico, *15*

5. Medidas de Controle da Infecção pelo Vírus da Hepatite B, *17*

6. Hepatite C – Epidemiologia, *21*

7. Hepatite C – Modos de Transmissão, *25*

8. Hepatite C – Diagnóstico, *31*

9. Medidas de Prevenção e Controle da Infecção pela Hepatite C, *35*

10. Vigilância Epidemiológica das Hepatites Virais, *37*

11. Normas de Biossegurança, *39*

12. Discussão, Conclusões e Recomendações, *49*

13. Proposta de Portaria para Manicures e Pedicures, *53*

14. Roteiro de Inspeção para Gabinetes de Manicures e Pedicures nos Salões de Beleza do Município de São Paulo, *61*

Bibliografia, *67*

Introdução

Manicures (manicuras e manicuros), pedicures (pedicuras e pedicuros) são profissionais que se dedicam ao tratamento ou embelezamento das unhas das mãos e dos pés, respectivamente (Ferreira, 2006). A palavra manicure, derivada do francês, designa aquele que cuida das mãos de seus clientes, cortando, polindo e esmaltando-lhes as unhas. Já a palavra pedicure, derivada do latim, refere-se ao profissional que trata dos pés. Os vocábulos unha e cutícula são também derivados do latim. Unha é definida como uma lâmina córnea, flexível, levemente curvada, que recobre a extremidade dos dedos; cutícula, uma película que se destaca da pele em torno das unhas, servindo-lhes de proteção (Michaelis, 2008).

Essa profissão está definida, na Classificação Brasileira de Ocupações de 2002, como trabalhadores dos serviços de embelezamento e higiene (Brasil, 2002).

A maior parte das práticas de embelezamento não é monitorada, de modo que atualmente os seus potenciais de transmissão de doença são desconhecidos em muitas partes do mundo.

Os tratamentos de beleza, como *piercing*, tatuagem, atendimento por manicures e barbeiros, são muito usados. Durante esses procedimentos, com muita frequência os instrumentos podem ser contaminados com sangue da pessoa atendida e, além disso, se não forem esterilizados da maneira adequada podem agir como meio de transmissão parenteral dos vírus das hepatites B e C (Mariano *et al.*, 2004; Mele *et al.*, 1995).

Enquanto nos países desenvolvidos apenas 10% dos pacientes detectados para a hepatite não apresentam fatores de risco identificados, tal fenômeno

Introdução

ocorre em cerca de 40% a 50% dos pacientes nos países subdesenvolvidos ou em desenvolvimento (Focaccia et al., 2007).

As hepatites virais B e C podem ser transmitidas pelo sangue de uma pessoa para outra por meio de um simples sangramento, ocasionado ao retirar a cutícula. O hábito de retirar as cutículas das unhas das mãos e dos pés é uma prática cultural típica do Brasil, e pode ser um fator importante de propagação das hepatites B e C, doenças que já contaminaram silenciosamente milhões de brasileiros. Manicures e pedicures retiram suas cutículas, hábito que produz uma importante porta de entrada a agentes infecciosos durante sua atividade profissional, pois ao entrar em contato com sangue dos clientes (eventuais portadores do vírus) na retirada de suas cutículas, tanto podem ser contaminados como podem disseminar doenças entre eles. Assim, o processo corre em mão dupla, ou seja, não só esses profissionais correm o risco de contrair doenças, mas também seus clientes. Em alguns países, como Espanha, Portugal, Estados Unidos e Itália, não há lei que proíba, porém culturalmente as pessoas não têm o hábito de retirar as cutículas; simplesmente afastam-nas e pintam as unhas, pois sua função é protegê-las.

No Brasil, a cada ano, o número de profissionais manicures, pedicures, maquiadores, depiladoras e cabelereiros que atuam em salões de beleza cresce de modo acentuado nos mais diversos bairros da cidade de São Paulo para atender à demanda desses serviços, por parte de todas as classes sociais e econômicas, tanto mulheres quanto homens dispostos a melhorar a aparência (Andrade et al., 2008; Huff, 2007; São Paulo [Capital], 2005).

A resposta para esse crescimento pode estar no mercado de beleza brasileiro. Segundo a Associação Brasileira da Indústria de Higiene Pessoal, Perfumaria e Cosméticos (ABIHPEC), o Brasil é o terceiro maior consumidor mundial de produtos de beleza, perdendo apenas para os Estados Unidos, que ocupa o primeiro lugar, e o Japão (ABIHPEC, 2007; Huff, 2007).

A área da beleza conquistou um espaço importante no País, tanto na indústria, desenvolvendo novas tecnologias, quanto nos salões, que oferecem serviços diferenciados para atrair clientes ávidos em consumir novidades. O que preocupa é a inexistência de uma regulamentação para os profissionais que trabalham nos salões de beleza em todo o Brasil (Sindicato dos Institutos de Beleza e Cabelereiros de Senhoras do Estado de São Paulo, 2007; Sindicato dos Empregados em Institutos de Beleza e Cabelereiros de Senhoras de São Paulo e Região, 2007). De fato, profissionais que trabalham nos salões não são obrigados a apresentar diplomas certificando sua formação e qualificação na área. Em função disso, muitos profissionais dos salões de beleza, entre eles manicures e pedicures, que manuseiam instrumentos cortantes, desconhecem procedimentos de higiene e saúde, indispensáveis na profissão para garantir segurança aos clientes e profissionais.

Introdução

Os salões de beleza, no entanto, devem respeitar e se adequar à legislação sanitária vigente, seguindo normas de boas práticas, para garantir ao profissional e a seus clientes, segurança e qualidade nos serviços que prestam, evitando riscos à saúde (São Paulo [Capital], 2005). O profissional de beleza que não segue as normas de biossegurança em suas atividades coloca em risco a sua saúde e a de seus clientes.

As hepatites virais são doenças infecciosas, de transmissibilidade inter-humana, distribuídas universalmente; podem apresentar evolução aguda e/ou crônica que, pela alta morbidade e mortalidade, são um importante problema de saúde pública mundial.

Quanto à transmissão do vírus da hepatite B, ocorre sobretudo pela exposição percutânea ou a mucosas, fluidos corpóreos ou sangue contaminado, com alta concentração de VHB (10^{2-3} vírions/mL) (CDC, 2001b). A infecção pelo vírus da hepatite C é disseminada principalmente pela exposição parenteral ao sangue ou derivados de sangue de pessoas infectadas com vírus da hepatite C (WHO, 2000b; 2002c). São consideradas populações de risco acrescido, os indivíduos que receberam transfusão de sangue e/ou derivados antes de 1993, pessoas que compartilham material para uso de drogas injetáveis, pacientes que fazem hemodiálise, prática sexual com múltiplos parceiros sem uso de preservativos (WHO, 2000b; 2002c), parceiro sexual com anti-VHC positivo (WHO, 2002c), pessoas com tatuagens, *piercing* ou que apresentem outras formas de exposição percutânea (podólogos, manicures, pedicures, que não obedecem às normas de biossegurança) (Araújo, 2004; Focaccia *et al.*, 2007).

A chance de infecção pelos vírus das hepatites B (VHB) e C (VHC) aumenta conforme o contato com o sangue contaminado (Centers for Disease Control and Prevention [CDC], 2001a). No entanto, a frequência de infecção pelos vírus das hepatites B e C não é conhecida nas manicures e pedicures do Brasil, que estão em contato frequente com sangue de clientes portadores assintomáticos de hepatites B e C. É impossível saber, apenas pela aparência, se a pessoa é portadora de algum vírus, como hepatite B, hepatite C, HIV ou outros. Muitas vezes, a própria pessoa desconhece ser portadora do vírus, pois não mostra sinal e/ou sintoma ou ainda não desenvolveu a doença.

A única medida eficaz para a eliminação do risco de infecção pelo vírus da hepatite C é por meio da prevenção da ocorrência do acidente. Ainda não há profilaxia pré e pós-exposição ao vírus da hepatite C, sendo até o momento a única prevenção o seguimento correto das normas de precauções padrão para que se evite o contato com o vírus (Anvisa, 2000). Com relação à hepatite B, a vacinação é a melhor medida preventiva contra a infecção pelo vírus da hepatite B e suas graves consequências (American Academy of Pediatrics [AAP], 2006; CDC, 2006; WHO, 2001).

Introdução

O risco presumido de transmissão das hepatites virais B (HVB) e C (HVC) pelos profissionais manicures e pedicures despertou nosso interesse pelo estudo em campo das condições reais de trabalho em relação à adesão às normas de biossegurança e da prevalência de hepatites virais B e C entre esses profissionais.

A pesquisa realizada por Oliveira (2009) avaliou as normas de biossegurança e a prevalência estimada dos marcadores sorológicos das hepatites B e C e os fatores de risco em manicures e/ou pedicures do município de São Paulo e pesquisou o nível de informação em relação à transmissão, prevenção e percepção do risco à exposição acidental em ambiente de trabalho. Procurou, ainda, estudar outras variáveis, tais como o estado imunitário vacinal contra a hepatite B, o uso de equipamentos de proteção individual os fatores oriundos ou não do exercício profissional, os quais pudessem sugerir o grau de vulnerabilidade a que estão sujeitos, e avaliar o tempo de profissão e se há diferença entre os salões de beleza de *shopping centers* e de bairros (Oliveira, 2009).

Hepatite B – Epidemiologia 2

A infecção pelo vírus da hepatite B continua sendo um problema de saúde pública mundial, afetando milhões de pessoas no mundo (World Health Organization [WHO], 2002a). Segundo estimativas dessa instituição, em torno de 2 bilhões de pessoas no mundo já foram infectadas pelo VHB em alguma época de suas vidas e, dessas, cerca de 325 milhões são portadores crônicos e ¾ da população do mundo vive em áreas onde há elevada prevalência de VHB; têm, portanto, alto risco para o desenvolvimento de cirrose e carcinoma hepatocelular, com cerca de 1 milhão de mortes por ano, vítimas de infecção pelo VHB.

Embora a maioria dos adultos se recupere da infecção pelo VHB, cerca de 5% a 10% (Sherlock, Dooley, 1993) dos indivíduos infectados podem se tornar portadores crônicos, e, desses, 20% desenvolverão cirrose num período de tempo variável (Fattovich et al., 1991; Sherlock, Dooley, 1993).

A prevalência global da infecção crônica pelo vírus da hepatite B varia bastante, desde regiões de prevalências baixas (< 2%): América do Norte, Europa Ocidental, Austrália e sul da América Latina; prevalências intermediárias (2-7%) são observadas no Leste Europeu, Ásia Central, Japão, Israel e ex-União Soviética, na maioria dos países da América do Sul e Central, e prevalências altas (8-15%) são encontradas no Sudeste Asiático, China, Filipinas, África, Bacia Amazônica e Oriente Médio (Margolis et al., 1991).

A Figura 2.1 apresenta a distribuição geográfica da infecção crônica pelo vírus da hepatite B.

A estabilidade do vírus, as variedades nas formas de transmissão e a existência de portadores crônicos permitem a sobrevida e persistência do VHB na

Hepatite B – Epidemiologia

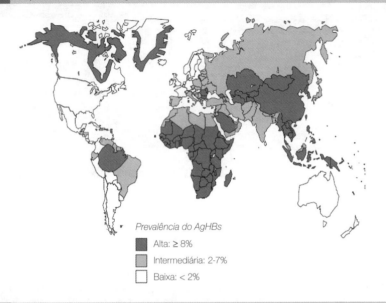

Figura 2.1
Distribuição geográfica da infecção crônica pelo vírus da hepatite B.
(Fonte: WHO, 2001.)

população. A infecção materno-infantil vertical e horizontal nos primeiros anos de vida ocorre em regiões de alta endemicidade, como África, China e Sudeste Asiático (AAP, 2006; WHO, 2001), sendo o risco de persistência da VHB na criança bastante elevado e inversamente relacionado à idade do início da infecção (AAP, 2006; Margolis et al., 1991; WHO, 2002a). Em regiões de endemicidade intermediária, como o leste e o sul da Europa, regiões do Oriente Médio, Ásia Ocidental, incluindo o Subcontinente Indiano e partes da América Central e do Sul, a transmissão ocorre em todas as idades. Predomina a transmissão horizontal, com os maiores índices entre adolescentes e adultos (Margolis et al., 1991; Silveira et al., 1999; WHO, 2001). Em geral, essa transmissão ocorre por exposição a sangue e fluidos corpóreos, no contato sexual e/ou uso de drogas injetáveis (AAP, 2006; WHO, 2001). Nas áreas de baixa prevalência, como o oeste e o norte da Europa, Estados Unidos e Austrália, a contaminação acontece na vida adulta, sobretudo em grupos de risco acrescido (AAP, 2006; Margolis et al., 1991; WHO, 2002a).

Hepatite B – Epidemiologia

Na América Latina, a distribuição da infecção pelo vírus da hepatite B é muito heterogênea, e há regiões classificadas dentro de todos os níveis endêmicos (Silveira *et al.*, 1999).

No Brasil, ocorrem os três padrões de distribuição do VHB: alta endemicidade, com prevalência superior a 7% na Região Amazônica, sul do Estado do Espírito Santo e oeste dos Estados do Paraná e Santa Catarina; endemicidade intermediária, com prevalência entre 2% e 7% nas Regiões Nordeste, Centro-Oeste e Sudeste, e baixa endemicidade, com prevalência abaixo de 2% no restante da Região Sul (Silveira *et al.*, 1999).

Em algumas regiões do Estado do Amazonas com a implementação de campanhas de vacinação contra a hepatite B, desde 1989, e a implementação da vacina em menores de 1 ano e de 15 anos, nos períodos de 1991 e 1996, respectivamente, esse padrão vem se modificando (Brasil, 2006a). Algumas regiões consideradas de alta endemicidade necessitam de estudos de soroprevalência de base populacional para serem reclassificadas, após a implementação da vacinação (Brasil, 2006a).

Com o objetivo de diminuir a infecção pelo VHB, em 2001 a vacina contra hepatite B foi estendida em todo o território nacional para pessoas com até 19 anos de idade (Brasil, 2006a).

O Estado de São Paulo, considerado de endemicidade intermediária como um todo, tem relativa heterogeneidade interna, de acordo com áreas geográficas distintas e diferentes grupos populacionais (São Paulo [Capital], 2002).

Conforme dados do Sistema de Informações sobre Agravos Notificáveis (SINAN), no período entre 1996 e 2000, a distribuição dos casos clínicos confirmados de hepatites virais no Brasil foi de 25% de hepatite B e de 12% de hepatite C. Uma parte representativa do número total de casos (17%) foi constituída de casos ignorados, provavelmente em função da falta de comprovação sorológica (Chávez *et al.*, 2003). Segundo esses autores, o número aproximado de casos confirmados de hepatite B no Brasil foi de 4.900 em 1996; 6.200 em 1997; 5.000 em 1998; 6.900 em 1999; e 6.800 em 2000, de acordo com dados da Secretaria de Vigilância Epidemiológica de Santa Catarina.

Ao avaliar a soroprevalência de hepatite B na América Latina, o Brasil foi o único país que apresentou associação entre alta soroprevalência e baixo nível socioeconômico (Silveira *et al.*, 1999).

Na cidade de São Paulo, a estimativa de prevalência do VHB foi de cerca de 5,94% de marcadores da infecção e 1% de portadores assintomáticos. O estudo de base populacional foi realizado com sorteio aleatório e coleta domiciliar. O autor pesquisou também o nível de conhecimento sobre as vias de contágio e prevenção da infecção, resultando em elevado porcentual de desconhecimento entre 75% e 76% da população independente do nível sociocultural (Focaccia, 1997).

Segundo Focaccia *et al.* (1998), foi observada prevalência do antígeno AgHBs de 3,73% em adolescentes de 15 a 17 anos de idade, na cidade de São Paulo. Esse dado pode representar um padrão de aquisição recente do VHB nessa população específica, por via parenteral ou sexual.

De modo geral, a taxa de letalidade dos pacientes hospitalizados é de 0,8% a 2%, podendo aumentar nos indivíduos com mais de 40 anos de idade e ser mais elevada nos casos associados ao vírus da hepatite D (Chávez *et al.*, 2003).

Grupos populacionais com comportamento sexual de risco acrescido, como profissionais do sexo e homens que fazem sexo com homens, além de usuários de drogas injetáveis que compartilham seringas, profissionais de saúde e pessoas submetidas a hemodiálise têm prevalências maiores do que a população geral (WHO, 2001).

Hepatite B – Modos de Transmissão

3

O vírus da hepatite B é transmitido através do sangue ou fluidos corpóreos, como exsudato de feridas, sêmen, secreções cervical (colo uterino) e vaginal e saliva de pessoas portadoras do vírus (AgHBs positivas) (AAP, 2006). O sangue contém a mais alta concentração do vírus (AAP, 2000; 2006; CDC, 2001a; 2006; Margolis et al., 1997; WHO, 2002a); o sêmen e a secreção vaginal com moderada concentração e a saliva com a menor concentração (AAP, 2000; 2006; Margolis et al., 1997). Portanto, o VHB pode ser transmitido pelas vias: sexual, parenteral, perinatal e horizontal (AAP, 2006; CDC, 2001a; WHO, 2002a).

O AgHBs foi encontrado em todas as secreções e excreções do corpo. Contudo, apenas os fluidos vaginal (Darani, Gerber, 1974) e menstrual e o sêmen foram considerados infecciosos (CDC, 2001a; Hollinger, Liang, 2001; Robinson, 1995; WHO, 2002a).

A transmissão do vírus da hepatite B ocorre principalmente pela exposição percutânea ou à mucosas aos fluidos corpóreos ou sangue contaminado, com alta concentração de VHB (CDC, 2001b). Portanto, os modos de transmissão do vírus da hepatite B podem ser por meio de:

Acidente ocupacional

A exposição percutânea ou mucosa a sangue ou a fluidos corpóreos é uma das formas de transmissão ocupacional pelo VHB (Alter et al., 1976). O risco de infecção pelo vírus da hepatite B está relacionado com o grau de contato com sangue no local de trabalho e também com a presença do marcador AgHBe da pessoa-fonte (CDC, 2001a). Todas os indivíduos com AgHBs positivo podem transmitir infecção, e aqueles que têm em associação o AgHBe positivo são mais suscetíveis de transmitir a doença, pois em seu sangue encontram-se títulos elevados do VHB (Alter *et al.*, 1976; CDC, 2006).

Em estudos com profissionais de saúde que se acidentaram com agulhas contendo sangue, com AgHBs e AgHBe positivos, o risco de hepatite clínica foi de 22% a 31%; e o risco de desenvolver evidência sorológica de infecção pelo vírus da hepatite B foi de 37% a 62% (CDC, 2001a). Em comparação, se o sangue contido nas agulhas fosse AgHBs positivo e AgHBe negativo, o risco de desenvolvimento de hepatite clínica seria de 1% a 6%, e o risco de desenvolver evidência sorológica de infecção seria de 23% a 37% (CDC, 2001a).

Em estudos epidemiológicos conduzidos nos Estados Unidos, na década de 1970, a soroprevalência de infecção por VHB entre os profissionais de saúde era dez vezes maior do que na população geral (CDC, 2001a). A partir da década de 1980, depois da adoção de medidas de prevenção, como a vacinação pré-exposição para todos os profissionais de saúde com a vacina da hepatite B e a adoção de precauções padrão, quando houvesse risco de exposição a sangue e a outros fluidos corpóreos potencialmente infectantes, houve um rápido declínio na ocorrência de hepatite B entre esses profissionais (CDC, 2001a). Assim sendo, a partir de 1990, a incidência de infecção pelo VHB entre os profissionais de saúde foi menor do que na população geral (CDC, 2006). No Brasil, entretanto, de 1980 e 1990 a prevalência de infecção entre profissionais de saúde continuou alta (Focaccia *et al.*, 2007).

O ambiente contaminado também parece ser um reservatório importante do vírus. Em alguns estudos, profissionais de saúde que cuidaram de pacientes AgHBs positivos foram infectados sem ter acidente percutâneo (CDC, 2001a). O vírus da hepatite B sobrevive no sangue seco à temperatura ambiente, em superfícies ambientais, por pelo menos uma semana (Hollinger, Liang, 2001; Robinson, 1995; AAP, 2006; Bond *et al.*, 1981; CDC, 2001a; 2006; Favero *et al.*, 1974; WHO, 2002a). O VHB é cerca de 100 vezes mais infeccioso do que o HIV (WHO, 2002a).

O contato direto de mucosas e pele não íntegras (queimaduras, escoriações, arranhaduras ou outras lesões) com superfícies contaminadas pode transmitir o VHB (CDC, 2001a; Robinson, 1995). Isso tem sido demonstrado em investigação de surtos entre profissionais e em pacientes em unidades de hemodiálise (CDC, 2001b).

O AgHBs pode ser encontrado em outros fluidos corpóreos, como leite materno, bile, líquido cefalorraquidiano, fezes, lavados nasofaríngeos, saliva, sêmen, suor e líquido sinovial. Contudo, as concentrações de partículas infectantes do VHB são variáveis nesses fluidos corpóreos e a maioria deles não é veículo de transmissão do VHB, pois não têm poder infectante (CDC, 2001a).

Hemodiálise

O AgHBs tem sido detectado em braçadeiras, tesouras, botões de controle das máquinas de diálise e maçanetas das portas em centros de hemodiálise (CDC, 2001b). Essas superfícies não são rotineiramente limpas e desinfectadas; e constituem um reservatório do vírus, podendo os profissionais transmiti-lo aos pacientes através das mãos ou de luvas contaminadas (CDC, 2001b). A maioria dos surtos de infecção por VHB investigada em hemodiálise ocorreu por meio de contaminação cruzada entre pacientes por superfícies ambientais ou equipamentos que não foram rotineiramente limpos e desinfectados após cada uso; frascos de medicações multidose ou soluções intravenosas, que não foram usadas exclusivamente em cada paciente; medicações injetáveis que foram preparadas em áreas próximas àquelas de armazenamento das amostras de sangue e por profissionais de saúde que cuidavam simultaneamente de pacientes infectados e não infectados pelo vírus B (CDC, 2001b).

Nos Estados Unidos, após a implementação de práticas de controle de infecção e de vacinação contra a hepatite B, a taxa de infecção pelo VHB entre os pacientes submetidos ao procedimento de hemodiálise declinou cerca de 95% (CDC, 2006).

Transmissão vertical

A transmissão do VHB durante o período perinatal é alta, com risco de 70% a 90% se a mãe for AgHBs e AgHBe reagentes (AAP, 2006; Mahoney, Kane, 1999). Cerca de 90% das crianças infectadas durante o período perinatal de mães AgHBs e AgHBe reagentes terão hepatite B crônica (AAP, 2000; 2006; Stevens et al., 1979). Se a criança não foi infectada no período perinatal, estará sob alto risco de ser infectada nos primeiros cinco anos de vida, pela transmissão horizontal, se a mãe for AgHBs e AgHBe positiva (AAP, 2000). Há uma diminuição significativa do risco de transmissão vertical (10% a 20%) quando a mãe tem AgHBs e anti-HBe como únicos marcadores (Mahoney, 1999). Nesse caso, não só o contágio é menor, mas também a percentagem que evolui para infecção crônica na infância (1% a 2%), embora nessas circunstâncias o recém-nascido seja suscetível a desenvolver complicações, tais como infecção aguda e, às vezes, fulminante (Sinatra et al., 1982). O risco de transformar em portador crônico do VHB diminui quanto maior for a idade de aquisição da infecção, sendo de 25% a 50% quando o contágio ocorre entre 1 e 5 anos e progressivamente até chegar a idade adulta, etapa na qual o risco de cronicidade se reduz até níveis de 6% a 15% (Hyams, 1995).

Hepatite B – Modos de Transmissão

Aleitamento materno

O AgHBs pode ser detectado no leite materno de mães AgHBs positivas; no entanto, a amamentação não traz riscos adicionais para os recém-nascidos dessas mães, desde que eles tenham recebido a primeira dose da vacina e imunoglobulina nas primeiras 12 horas de vida (AAP, 2000).

Relações sexuais desprotegidas

O VHB encontra-se no sêmen e secreções vaginais e pode ser transmitido em homens que fazem sexo com homens (Figueiredo, 2000) ou em indivíduos com comportamento heterossexual (Darani, Gerber, 1974; Fulford et al., 1973; Heathcote et al., 1974; Hersh et al., 1971; Linnemann Jr, Goldberg, 1974). O tipo mais comum de infecção entre os adultos nos Estados Unidos é pela atividade sexual, atingindo cerca de 39% dos indivíduos com comportamento heterossexual e 24% dos homens que fazem sexo com homens (CDC, 2006).

Compartilhamento ou reutilização de agulhas ou seringas

Os mais expostos são os usuários de drogas, com índice de até 95% de evidências sorológicas de infecção prévia pelo VHB (Alter, 1993). Nos adolescentes com HVB, nos EUA, cerca de 50% dos casos associam-se ao contato sexual e a outra metade ao uso de drogas injetáveis (Gonçales Júnior, Gonçales, 2007; Shapiro, 1993).

A incidência da infecção pelo VHB entre os usuários de drogas injetáveis nos Estados Unidos é elevada, variando de 10% a 31% ao ano entre os usuários de drogas não vacinados contra a hepatite B (CDC, 2006). O risco aumenta com o tempo de uso da droga e é associado à frequência da injeção e ao compartilhamento do equipamento para preparação da droga (CDC, 2006).

Contatos domiciliares

A transmissão do vírus da hepatite B pode ocorrer entre comunicantes domiciliares, quando um dos residentes é cronicamente infectado pelo VHB (WHO, 2002a), variando de 14% a 60% (CDC, 2006); crianças menores são de maior risco para a infecção (AAP, 2000; 2006; CDC, 2006; WHO, 2002a). Os indivíduos do mesmo domicílio que compartilham escovas de dentes, toalhas, lâminas de barbear, alicates ou outros aparelhos, podem se contaminar pelo VHB, devido à sobrevivência do vírus no meio ambiente (AAP, 2006; CDC, 2006; WHO, 2002a).

Hepatite B – Modos de Transmissão

Transfusão de sangue e derivados contaminados

A partir de 1978, com a instalação de testagem obrigatória para o vírus da hepatite B em bancos de sangue, a possibilidade de transmissão dessa doença por essa via tornou-se remota (Brasil, 2005a; WHO, 2002a). Com a triagem sorológica para o VHB nos serviços hemoterápicos, diminuíram os casos de infecção pelo VHB, transmitido pelas transfusões de sangue ou hemoderivados (Gonçales Júnior, Gonçales, 2007).

Manicures e pedicures, barbeiros, acupuntura, *piercing*, tatuagem, procedimentos cirúrgicos e odontológicos

Qualquer procedimento que envolva a presença de sangue pode ser um fator de risco para transmissão desse vírus, sobretudo quando os instrumentos utilizados para a realização dos procedimentos não forem limpos e esterilizados adequadamente (CDC, 2006; Johnson *et al.*, 1974; WHO, 2002a). Isso é válido para tratamentos odontológicos, procedimentos cirúrgicos, tatuagens, perfuração de orelha, colocação de *piercing* (CDC, 2006; WHO, 2002a), acupuntura (Brasil, 2005a; CDC, 2006; Kent *et al.*, 1988; WHO, 2002a) e manicure e pedicure (Johnson *et al.*, 2001).

Vários estudos avaliaram o papel do tratamento de beleza na disseminação dos vírus das hepatites B e C, entre eles:

Um estudo italiano avaliou a incidência de casos de hepatites B e C em pessoas que relataram tratamentos de beleza, e encontraram associação significativa entre hepatite B e os serviços de manicure e pedicure e entre hepatites B e C com procedimentos, como *piercing* na orelha, barbeiros e tatuagens (Mele *et al.*, 1995).

Kent *et al.* (1988), analisando a prática de acupuntura, verificaram que o uso repetido de agulhas também apresenta risco de transmissão de doenças transmitidas pelo sangue, como a hepatite B. Nesse estudo, pacientes que receberam ≥ 450 agulhas de acupuntura tiveram a probabilidade de 3,9 vezes maior de terem sido infectados do que aqueles que receberam < 150 agulhas durante o tratamento.

Zahraoui-Mehadji *et al.* (2004), estudando os cabelereiros e barbeiros tradicionais no Marrocos, encontraram 2% de AgHBs positivo e 5% de anti-VHC.

Mariano *et al.* (2004) estabeleceram associação entre barbeiros para HVB crônica e entre tatuagens para casos de HVC crônica. Em seu estudo, concluíram que os tratamentos de beleza (tatuagem, *piercing*, manicure/pedicure e barbeiro) exercem um papel significativo na disseminação de hepatites B e C na Itália.

She *et al.* (1988), em estudo soroepidemiológico da infecção com o vírus da hepatite B entre barbeiros na China, observaram a prevalência alta entre barbeiros, de 16,6% de AgHBs e 39,2% de anti-HBc.

Zahraoui-Mehadji *et al.* (2004) e She *et al.* (1988) relataram em seus estudos que a não utilização de material de uso único, a desinfecção insuficiente dos intrumentos e a falta de prevenção puderam, em parte, explicar as prevalências de infecções transmissíveis por sangue em profissionais barbeiros e cabelereiros.

Fonte de infecção não conhecida

Cerca de 35% dos pacientes infectados pelo VHB não apresentam riscos identificáveis de aquisição desse vírus, o que dificulta a elaboração de estratégias eficientes para a prevenção vacinal da hepatite B (Gonçales Júnior, 2002; WHO, 2002a). Em 2005, nos Estados Unidos, a incidência mais elevada da hepatite B aguda ocorreu entre os adultos (25 a 45 anos), e em torno de 79% dos casos estavam associados à atividade sexual e ao uso de drogas, e 16% negaram qualquer fator específico de risco para a infecção (CDC, 2006).

Hepatite B – Diagnóstico

4

Os exames específicos para a confirmação diagnóstica de infecção pelo VHB são os testes sorológicos (ensaio imunoenzimático ou ELISA, e radioimunoensaio ou RIA), que buscam identificar no soro os antígenos (AgHBs e AgHBe) e os anticorpos (anti-HBc, anti-HBe e anti-HBs) presentes nessa infecção. Os testes de biologia molecular são utilizados para detectar a presença do ácido nucleico do vírus (VHB-DNA) (CDC, 2006; Gonçales Junior, Gonçales, 2007; Mahoney, Kane, 1999; WHO, 2002a). Esses testes podem ser qualitativos (indicam a presença ou ausência do vírus na amostra pesquisada), quantitativos (revelam a carga viral presente na amostra) ou de genotipagem (demonstram o genótipo do vírus) (Brasil, 2005c; Gonçales Júnior, Gonçales, 2007).

A definição da técnica a ser utilizada depende da informação clínica que se quer obter, presença ou ausência do vírus, replicação viral, genótipo do vírus e pesquisa de mutações no genoma viral (Brasil, 2005a; Gonçales Junior, Gonçales, 2007).

Esses antígenos e anticorpos aparecem e desaparecem do soro de acordo com a fase evolutiva da infecção, e podem ter uma associação temporária à ocorrência de sinais clínicos, como icterícia, e com as elevações e quedas dos níveis das aminotransferases séricas (Gonçales Junior, Gonçales, 2007; Mahoney, Kane, 1999).

Os testes mais comumente utilizados para o diagnóstico da infecção pelo VHB são os sorológicos, por ensaio imunoenzimático, por sua praticidade e eficiência, detectando antígenos e/ou anticorpos específicos para cada um dos agentes (Brasil, 2005a; São Paulo [Capital], 2002). O diagnóstico é confirmado pela presença de antígenos e/ou anticorpos no soro (CDC, 2006; Hollinger, Liang, 2001; Mahoney, Kane, 1999; Robinson, 1995; WHO, 2002a).

Os marcadores sorológicos são:

- Antígeno de superfície do VHB (AgHBs) e anticorpo ao AgHBs (anti-HBs);
- Antígeno do *core* do VHB (AgHBc) e anticorpos ao AgHBc (anti-HBc IgM e anti-HBc IgG);
- Antígeno "e" da hepatite B (AgHBe) e anticorpo ao AgHBe (anti-HBe).

Medidas de Controle da Infecção pelo Vírus da Hepatite B

5

As medidas de controle da transmissão do vírus da hepatite B são referentes à profilaxia pré-exposição, profilaxia pós-exposição são o não compartilhamento ou reutilização de seringas e agulhas, inativação viral de hemoderivados nos bancos, medidas de biossegurança nos estabelecimentos de saúde e vigilância epidemiológica da hepatite B, uso de equipamentos de proteção individual pelos profissionais da área da saúde, não compartilhamento de alicates de unha, lâmina de barbear, escovas de dentes e equipamentos para uso de drogas (Brasil, 2005b).

Profilaxia pré-exposição

A vacinação é a medida mais segura para prevenção contra a hepatite B (AAP, 2006; CDC, 2006; São Paulo [Estado], 2002; WHO, 2001).

O objetivo da vacinação contra a hepatite B é prevenir a ocorrência de doença hepática aguda e crônica pelo vírus da hepatite B e carcinoma hepatocelular relacionado com esse vírus (CDC, 2006; WHO, 2001).

A vacinação pré-exposição de pessoas suscetíveis é o meio mais eficaz para impedir a transmissão da hepatite B e, para quebrar a cadeia de transmissão da infecção, a vacinação universal é necessária (AAP, 2006; CDC, 2006; WHO, 2001). A vacinação contra a hepatite B foi iniciada em 1982 nos Estados Unidos (CDC, 2006; WHO, 2001). Durante o período de 1990 a 2005, a incidência da hepatite B naquele país declinou 78%. O maior declínio (96%) ocorreu entre as crianças e os adolescentes, coincidente com o aumento na cobertura da vacinação contra a hepatite B (CDC, 2006).

Medidas de Controle da Infecção pelo Vírus da Hepatite B

Em 1992, na cidade de São Paulo, a Secretaria de Estado de Saúde criou o Programa Estadual de Vacinação contra a Hepatite B destinado aos grupos de risco (hemodiálise, diálise, hemofílicos, talassêmicos, funcionários dos centros de diálise e dos hemocentros) (São Paulo [Estado], 2002). Em 1998, começou a vacinação universal para todas as crianças com menos de 1 ano de idade, a partir do nascimento nas primeiras 12 horas após o parto, para evitar a transmissão vertical de mães portadoras do AgHBs (AAP, 2006; Brasil, 2005a). Caso isso não tenha sido feito, orienta-se iniciar o esquema o mais precocemente possível, na unidade neonatal ou na primeira visita ao posto de saúde (Brasil, 2005a).

A vacina contra a hepatite B pode ser administrada em qualquer idade e de modo simultâneo com outras vacinas do calendário básico (Brasil, 2005a).

Em 1999, a faixa etária foi ampliada para todas as crianças com menos de 2 anos de idade e extensivas aos grupos de risco (profissionais da área da saúde de serviços públicos e privados, alunos de cursos técnicos e universitários com atuação em área de risco, bombeiros, policiais militares, civis e rodoviários, carcereiros de delegacias e penitenciárias, população penitenciária, crianças e adolescentes institucionalizados, auxiliares de necrópsia, profissionais do sexo, homens que fazem sexo com homens, pacientes psiquiátricos institucionalizados, portadores do vírus da hepatite C, profissionais de coleta de lixo), através do Programa Estadual de Vacinação Contra a Hepatite B (Brasil, 2005a; São Paulo [Estado], 2002). Em 2002, a faixa etária foi ampliada para 19 anos e feita a adequação da lista dos grupos mais vulneráveis para todas as faixas etárias como segue (Brasil, 2005a; São Paulo [Estado], 2002):

- Profissionais que exerçam atividades na área da saúde, de preferência nos cursos de graduação, dos setores público e privado;
- Bombeiros, policiais civis, militares e rodoviários envolvidos em atividade de resgate;
- Podólogos e manicures;
- Tatuadores;
- Auxiliar de necrópsia e dos institutos médicos-legais;
- Profissionais de funerárias responsáveis pelo preparo dos corpos;
- Profissionais das coletas de lixo domiciliar e hospitalar;
- Carcereiros de delegacias e penitenciárias;
- Profissionais do sexo;
- Homens que fazem sexo com homens;
- Pessoas com exposição a sangue de portadores de HVB;
- População penitenciária;
- População institucionalizada (abrigos de menores, psiquiatria);
- Vítimas de abuso sexual;

Medidas de Controle da Infecção pelo Vírus da Hepatite B

- Paciente em uso ou aguardando hemodiálise;
- Pessoas infectadas pelo HIV ou imunocomprometidas;
- Portadores do vírus da hepatite;
- Doadores regulares de sangue;
- Populações indígenas;
- Comunicantes domiciliares de portador do vírus da hepatite B;
- Portadores de hepatite C;
- Hemofílicos;
- Talassêmicos;
- Portadores de anemia falciforme;
- Politransfundidos;
- Portadores de neoplasias;
- Usuários de drogas injetáveis e inaláveis.

A vacina contra a hepatite B está disponível no Sistema Único de Saúde (SUS) para todas essas situações aqui relatadas (Brasil, 2005a).

Algumas populações, como imunocomprometidos, portadores de insuficiência renal em programas de hemodiálise e bebês prematuros, devem fazer uso de esquemas especiais (Brasil, 2005a).

Vacinas contra a Hepatite B

As vacinas disponíveis no Brasil contra a hepatite B são produzidas por tecnologia do DNA recombinante e vêm apresentando altos índices de segurança (Moura et al., 2006; São Paulo [Estado], 2000). As vacinas são constituídas de antígeno do vírus da hepatite B (AgHBs) altamente purificado, contendo hidróxido de alumínio como adjuvante (Lopes, Gutierrez, 2007; São Paulo [Estado], 2000; 2002).

A partícula do AgHBs que constitui a vacina é imunogênica, induzindo a formação do anticorpo anti-HBs, que confere proteção contra a infecção pelo vírus da hepatite B (CDC, 2001a). O esquema básico de imunização contra a hepatite B consta da administração de três doses (0,1 e 6 meses), já a partir do primeiro dia de vida (CDC, 2006; São Paulo [Estado], 2000, Vacinas..., 2006; WHO, 2001). Com intervalo de um mês entre a primeira e a segunda dose, e de cinco meses entre a segunda e a terceira dose (AAP, 2006; Brasil, 2005a; CDC, 1997; 2006).

A eficácia protetora está associada ao aparecimento de anticorpos anti-HBs, em concentrações acima de 10 mUI/mL; pacientes que desenvolvem anticorpos anti-HBs nessa concentração estão protegidos contra a infecção pelo VHB (AAP, 2006; Mahoney, Kane, 1999; Szmuness et al., 1980; WHO, 2002a).

Medidas de Controle da Infecção pelo Vírus da Hepatite B

A eficácia da vacina contra a hepatite B varia de 90% a 95% entre crianças e adolescentes suscetíveis nos Estados Unidos (AAP, 2000). A imunidade conferida pela vacina é duradoura (mais de 12 anos) e protege da infecção crônica pelo VHB, mesmo que os níveis de anticorpos estejam indetectáveis (AAP, 2000; CDC, 2006; Mahoney, Kane, 1999; Poland, Jackobson, 2004).

Profilaxia pós-exposição

A profilaxia pós-exposição deve ser feita com a aplicação da vacina e de gamaglobulina hiperimune (Brasil, 2005b; São Paulo [Estado], 2002).

A imunoglobulina humana anti-hepatite B é obtida do plasma de doadores hiperimunizados, que sabidamente contêm altos títulos de anti-HBs e que são negativos para anti-HIV e anti-VHC (Brasil, 2005b; São Paulo [Estado], 2002).

É indicada nas seguintes situações (Brasil, 2005b, São Paulo [Estado], 2002):

- Recém-nascidos de mães portadoras do AgHBs;
- Contatos sexuais com portadores ou com infecção aguda (até 14 dias após a relação sexual);
- Acidentes ocupacionais com material biológico;
- Vítimas de abuso sexual.

Hepatite C – Epidemiologia 6

A hepatite viral C tem distribuição universal, sendo um dos maiores problemas de saúde pública no mundo.

De acordo com dados da Organização Mundial de Saúde, há cerca de 170 milhões de infectados pelo vírus da hepatite C no mundo, o que corresponde a 3% da população mundial, com risco de desenvolver hepatite C crônica, cirrose hepática e/ou hepatocarcinoma, constituindo uma verdadeira pandemia viral (WHO, 1997, 2000a). A Figura 6.1 apresenta o mapa da prevalência global do vírus da hepatite C em 2001.

A Organização Mundial de Saúde estima que cerca de 3 a 4 milhões de novas pessoas são infectadas a cada ano (WHO, 2000b). As taxas de prevalência do VHC variam geograficamente, com o vírus prevalente no sudeste da Ásia e no Pacífico Ocidental, como também em determinadas populações de pacientes, como os pacientes com HIV, usuários de drogas intravenosas e hemofílicos (WHO, 1999). A prevalência da infecção pelo VHC em alguns países da África, do Mediterrâneo Oriental, Europa, Sudeste Asiático e Pacífico Ocidental, foi maior quando comparada com alguns países da América do Norte e da Europa (WHO, 1999), conforme mostra a Tabela 6.1.

A incidência é maior em comunidades de países subdesenvolvidos ou em desenvolvimento, chegando a um índice em torno de 4% a 6% em alguns grupos populacionais de regiões da África e do Oriente Médio. Hoje, nos Estados Unidos, na Europa e no Japão, a prevalência atinge médias entre 1% e 2% da população geral.

A prevalência da infecção pelo VHC na população geral dos Estados Unidos é estimada em 1,8%, o que significa uma taxa em torno de 4 milhões

Hepatite C – Epidemiologia

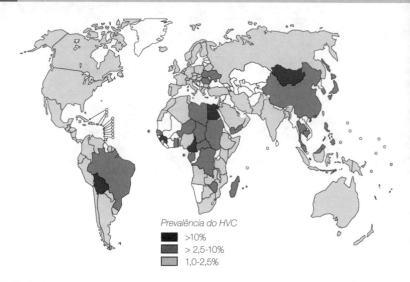

Figura 6.1
Mapa da prevalência global do vírus da hepatite C, 2001.
(Fonte: WHO, 2002b.)

TABELA 6.1. *Prevalência global estimada da hepatite C e número de infectados por região, segundo a OMS*

REGIÕES	POPULAÇÃO TOTAL (MILHÕES)	TAXA DE PREVALÊNCIA DA HEPATITE C (%)	POPULAÇÃO INFECTADA (MILHÕES)	SEM DADOS DISPONÍVEIS (Nº DE PAÍSES)
África	602	5,3	31,9	12
Américas	785	1,7	13,1	7
Mediterrâneo Oriental	466	4,6	21,3	7
Europa	858	1,03	8,9	19
Sudeste Asiático	1.500	2,15	32,3	3
Pacífico Ocidental	1.600	3,9	62,2	11
Total	**5.811**	**3,1**	**169,7**	**57**

Fonte: WHO, 1997; 1999.

de pessoas infectadas pelo VHC, com cerca de 2,7 milhões de portadores crônicos (AAP, 2006; CDC, 1998; 2001c), que causam aproximadamente 8 a 10 mil mortes por ano, sendo responsável por 40% das doenças hepáticas crônicas e por cerca de 1.000 transplantes de fígado por ano (CDC, 1998).

A prevalência do VHC e os modos de transmissão na população geral não são ainda bem conhecidos (Focaccia et al., 2007). No Brasil, ainda não há estudos capazes de estabelecer a real prevalência do VHC (Araújo, Courtouké, 2007; Brasil, 2006a; 2006b). Neste país, os estudos mais consistentes foram conduzidos pelos bancos de sangue, que têm encontrado prevalências variando de 1,4% a 2,3% (Focaccia et al., 2007).

Na cidade de São Paulo, a prevalência estimada do vírus da hepatite C é de 1,42%, ou seja, cerca de 136.700 indivíduos infectados, nas faixas etárias entre 2 e 80 anos (Focaccia, 1997). Esse estudo mostrou uma prevalência crescente a partir das faixas etárias acima de 30 anos de idade, com prevalência atingindo seu pico de 3,8% no grupo etário de 50 a 59 anos. Segundo esse autor, essa estimativa coloca a cidade de São Paulo numa faixa intermediária de endemicidade, similar à norte-americana e à estimativa média mundial (2,2%), e a infecção parece distribuir-se de modo homogêneo por toda a cidade de São Paulo, com discreta tendência a ocorrer com mais frequência na região oeste, supostamente por maior consumo de drogas, na região de classe média alta e população universitária.

Poucos estudos epidemiológicos de base populacional foram realizados. Assim, a maior parte das pesquisas tem se restringido a estudar a prevalência da infecção em grupos limitados ou de maior risco de contágio. O potencial de risco das vias de contágio e os fatores de risco merecem ainda melhor avaliação, pois o sistema de notificação de casos é bastante falho na maioria dos sistemas de saúde (Focaccia et al., 2007).

Hepatite C – Modos de Transmissão 7

A infecção pelo vírus da hepatite C é disseminada pela exposição parenteral ao sangue ou derivados de sangue de pessoas infectadas com VHC (WHO, 2000b; 2002c).

O principal modo de transmissão da hepatite C é pelo sangue contaminado, e com menor risco por secreções (Focaccia *et al.*, 2007; WHO, 2000b; 2002c). O vírus também tem sido detectado na saliva, urina, sêmen (Bresters *et al.*, 1993), líquido ascítico, na bile e mucosa intestinal, porém com baixo potencial de risco de transmissão (Focaccia *et al.*, 2007). O VHC não é transmitido pelo abraço, tosse, alimentos ou água (WHO, 2000b).

As populações que têm risco elevado são as seguintes: indivíduos que receberam transfusão de sangue e/ou derivados antes de 1993, pessoas que compartilham material para uso de drogas injetáveis, inaláveis, pacientes que fazem hemodiálise, prática sexual com múltiplos parceiros sem uso de preservativo (WHO, 2000b; 2002c), parceiro sexual com anti-VHC positivo, contato domiciliar com pessoa VHC positivo (WHO, 2002c), pessoas com tatuagens, *piercing* ou que tenham outras formas de exposição percutânea (consultórios odontológicos, podólogos, manicures, pedicures, que não obedecem às normas de biossegurança) (Araújo, 2004; Focaccia *et al.*, 2007).

Em cerca de 10% a 40% dos casos de infecção pelo vírus da hepatite C, não é possível definir qual é o mecanismo de transmissão envolvido (Brasil, 2005a; WHO, 2002c).

A transmissão do vírus da hepatite C pode ser por meio de:

Hepatite C – Modos de Transmissão

Acidente ocupacional

Nos estabelecimentos de saúde, a transmissão é possível se não houver um controle de infecção hospitalar eficaz (CDC, 1998). A HVC não é transmitida com eficiência pelas exposições ocupacionais ao sangue (CDC, 2001a). Embora os trabalhadores da saúde estejam mais sujeitos à infecção, a prevalência entre eles não é superior à da população em geral, com prevalência de cerca de 1% a 2%, e risco de infecção dez vezes menor do que a infecção pelo VHB e cem vezes menor que o HIV (CDC, 1998). Alguns estudos demonstraram prevalência da VHC em profissionais de saúde por exposições ocupacionais de 2% até 10% e essa variação dos índices de contágio pode ser relacionada com o método empregado para o diagnóstico, além de fatores associados à aquisição, como tempo de serviço, procedimentos invasivos, acidentes percutâneos e viremia presente no momento do acidente (Focaccia, 2002; Kiyosawa et al., 1991; Mitsui et al., 1992). A soroconversão é maior nos acidentes perfurocortantes com agulhas com lúmen (CDC, 2001a). A incidência média de soroconversão após um acidente percutâneo de fonte VHC positiva é de 1,8% (0,3% para o HIV, 37% a 62% para o AgHBe positivo e 23% a 37% para o AgHBs positivo) (CDC, 2001a). A transmissão pela exposição de mucosa ao sangue é rara e ainda não foram identificados casos de transmissão pela pele, mesmo não íntegra (CDC, 2001a; 2001b). O risco de transmissão por outros fluidos biológicos não é quantificado, mas considera-se que seja baixo (CDC, 2001a). As informações sobre a sobrevivência do VHC no ambiente são limitadas (CDC, 2001a).

Hemodiálise

Dados epidemiológicos sugerem que, ao contrário do VHB, a contaminação ambiental com sangue não apresenta risco de transmissão significativa nos estabelecimentos de saúde, com exceção dos centros de hemodiálise, com taxas de prevalência de 10% entre os pacientes, chegando a 60% em alguns centros de hemodiálise (CDC, 1998). A infecção pelo VHC tem alta prevalência em pacientes que fazem hemodiálise e está relacionada com o tempo de tratamento dialítico e com o número de transfusões sanguíneas (CDC, 2001b). Alguns fatores aumentam o risco de aquisição do vírus da hepatite C pela hemodiálise, tais como utilização de medicação de uso coletivo e ausência de limpeza e desinfecção de todos os instrumentos e superfícies ambientais (CDC, 2001b).

Hepatite C – Modos de Transmissão

Transmissão vertical

A transmissão intrauterina não é comum (CDC, 1998; Ohto *et al.*, 1994). A média de infecção entre crianças nascidas de mães VHC positivas é gira em torno de 6% e o risco aumenta para 17% quando a mãe é também infectada com o HIV (CDC, 1998). A transmissão pode estar associada ao genótipo e à carga viral elevada do VHC (Ohto *et al.*, 1994). Não há dados conclusivos sobre o risco de transmissão entre o parto cesárea e o parto normal (CDC, 1998). A transmissão perinatal, ainda que não eficiente, é possível e ocorre quase sempre no momento do parto ou logo após (CDC, 1998).

Aleitamento materno

Embora partículas virais do VHC tenham sido encontradas no colostro e no leite materno (CDC, 1998), não há, até o momento, evidências conclusivas de que o leite materno acrescente risco à transmissão do VHC (CDC, 1998). Assim, o aleitamento materno não está contraindicado quando a mãe é infectada pelo vírus da hepatite C, desde que não haja fissuras no seio que propiciem a passagem de sangue (Brasil, 2005a; 2005b).

Relações sexuais desprotegidas

A transmissão sexual pode ocorrer, embora o risco seja baixo. Este não é um mecanismo frequente de transmissão, a não ser em condições especiais (Bresters *et al.*, 1993; CDC, 2001c; WHO, 2002c). O risco da transmissão sexual do VHC é estimado em 3% e menor em casais monogâmicos, sem fator de risco para DST (Brasil, 2005b). A transmissão sexual está associada a relacionamento sexual por várias décadas com parceiro portador de hepatite C ou múltiplos parceiros com atividade sexual desprotegida (CDC, 1998; 2001c). Estudos realizados com parceiros fixos de pessoas VHC positivo e sem outros riscos encontraram uma taxa de prevalência de apenas 1,5% (CDC, 1998). A transmissão via sexual está comprovada, sobretudo no intercurso anal ou no intercurso com trauma (Gordon *et al.*, 1992). O vírus da hepatite C foi encontrado no sangue menstrual de mulheres infectadas pelo VHC e nas secreções vaginais (Brasil, 2005a; 2005b). No sêmen, foi encontrado em concentrações baixas e de forma inconstante, não suficiente para manter a transmissão e disseminação da doença (Brasil, 2005a; 2005b).

A infecção pelo VHC na população com diferentes comportamentos sexuais mostrou que a prevalência em homens que fazem sexo com homens é em média de 3% (1% a 18%), sendo fator de risco o número de parceiros

Hepatite C – Modos de Transmissão

(Maddrey *et al.*, 1995). No grupo das prostitutas, a prevalência foi de 6% (1% a 19%), sendo fatores de risco o número de parceiros, o tempo de prostituição, a não utilização de preservativos, o sexo com trauma e doenças sexualmente transmissíveis associadas (Maddrey *et al.*, 1995). No grupo dos heterossexuais portadores de alguma doença sexualmente transmissível (DST), a prevalência foi de 4% (1% a 10%), sendo fatores de risco o número de parceiros e a não utilização de preservativos (Maddrey *et al.*, 1995). As parceiras sexuais fixas de homens portadores de VHC têm cerca de 3,7 vezes mais chances de adquirir o vírus em comparação com situações sem risco (Maddrey *et al.*,1995).

Compartilhamento ou reutilização de agulhas ou seringas

É realizado por usuários de drogas injetáveis e atualmente é a principal via de transmissão da hepatite C (AAP, 2006; Alter, 1997; CDC, 1998, WHO, 2002c). Ocorre por meio de seringas compartilhadas ou equipamentos contaminados, utilizados no preparo da droga (CDC, 1998). Alguns estudos demonstraram que a taxa de infecção pelo VHC em jovens usuários é quatro vezes maior do que a infecção pelo HIV (CDC, 1998). Após cinco anos de uso de drogas injetáveis, até 90% dos usuários podem estar infectados (CDC, 1998).

Nos Estados Unidos, a taxa de infecção pelo VHC em usuários de drogas injetáveis gira em torno de 60% (Alter, 1997; CDC, 2001a). Dentro de 6 a 12 meses após o início do uso de drogas injetáveis, cerca de 50% a 80% tornam-se positivos para o VHC (Alter, 1997).

A prática do uso de droga inalada com compartilhamento de canudo também pode veicular sangue pela escarificação da mucosa (Brasil, 2005a; 2005b).

Contatos domiciliares

A transmissão entre contatos domiciliares não é comum e é provável que ocorra pela exposição direta ou inaparente ao sangue contaminado ou fluidos biológicos contendo sangue (CDC, 1998, Sherlock, 1994). Podem acontecer pelo uso de barbeadores, escovas de dentes, depiladores, lâminas ou pelo contato com sangue de ferimentos e menstruação de portadoras de VHC (Focaccia *et al.*, 2007).

Transfusão de sangue e derivados contaminados

A transmissão do vírus da hepatite C por essa via tornou-se rara, devido à introdução do teste sorológico de triagem da hepatite C em doadores de sangue na década de 1990 (CDC, 1998). Nos Estados Unidos, a transmissão

Hepatite C – Modos de Transmissão

por transfusão de fatores de coagulação era muito alta até a introdução dos processos de inativação de vírus, incluindo o VHC, em 1985 para o fator VIII e em 1987 para o fator IX (CDC, 1998). Os pacientes hemofílicos que receberam sangue antes dessas datas chegaram a 90% de prevalência para o VHC (CDC, 1998). Na atualidade, o risco de transmissão do VHC após transfusão sanguínea nos Estados Unidos é estimada em 1 para cada 1 milhão de unidades transfundidas (AAP, 2006).

No Estado de São Paulo, a triagem de doadores é obrigatória desde 1992, pela portaria CVS.10, 30/06/92 (Brasil, 2005a; São Paulo [Estado], 2002).

Transplantes de órgãos e tecidos

O vírus da hepatite C pode ser transmitido de uma pessoa portadora para outra receptora do órgão contaminado (Brasil, 2005a), porém os transplantes de órgãos, como rins, coração e fígado, no passado implicavam um alto risco de transmissão do VHC, o qual foi praticamente eliminado com a triagem dos doadores (CDC, 1998).

Hemofílicos

Os hemofílicos que receberam fatores de coagulação, não submetidos a processos físicos e/ou químicos com intuito de destruir o VHC, tiveram alta prevalência de VHC (Kinoshita et al., 1993).

Manicures e pedicurres, barbeiros, acupuntura, piercing, tatuagem, procedimentos cirúrgicos e odontológicos

Qualquer procedimento perfurante ou cortante de uso coletivo, que envolva sangue, pode servir de mecanismo de transmissão desse vírus, quando os instrumentos não forem limpos e esterilizados adequadamente, pois o mecanismo mais eficiente para transmissão desse vírus é pelo contato com sangue contaminado. Isso é válido para procedimentos odontológicos, médicos (pequenas ou grandes cirurgias), acupuntura, piercings, tatuagens, manicures, pedicures ou mesmo procedimentos realizados em barbearias (Brasil, 2005a; 2005b, Campos et al., 1985; CDC, 1998; Karmochkine et al., 2006; Mariano et al., 2004; Mele et al., 1995; Murtagh, Hepworth, 2004; Zahraoui-Mehadji et al., 2004), manicures e pedicures (Brasil, 2005a; 2005b). Um estudo realizado na região da Sicília, na Itália, detectou a presença do anti-VHC em 38% dos profissionais que trabalhavam com barbeadores não descartáveis (Tumminelli et al., 1995). Esse resultado indicou alta prevalência de anti-VHC (38%) em barbeiros da Itália, comparada com a prevalência de anti-VHC (0,9% a 1,5%) na população geral daquele país (Tumminelli *et al.*, 1995).

Fonte de infecção não conhecida

Estudos norte-americanos demonstraram que entre as pessoas infectadas pelo VHC, 60% são ou foram usuários de drogas injetáveis, cerca de 20% relataram exposição sexual (parceiro com VHC positivo ou múltiplos parceiros) e, em 10%, a exposição ocorreu pelo conjunto de todas as outras formas conhecidas (hemodiálise, contato domiciliar, ocupacional e perinatal) (Alter, 1997; CDC, 1998; WHO, 2002c). O potencial risco foi identificado em 90% dos casos e nos 10% restantes nenhuma exposição foi definida (Alter, 1997; CDC, 1998; WHO, 2002c).

Em cerca de 10% a 40% dos casos com infecção pelo VHC não são identificados os fatores de risco (WHO, 2002c).

Hepatite C – Diagnóstico

8

O diagnóstico da hepatite C é feito pela realização de exames sorológicos e exames que envolvem técnicas de biologia molecular (AAP, 2006; CDC, 1998; WHO, 2002c). Os métodos diagnósticos para a hepatite C podem ser divididos em duas categorias: o sorológico, com a pesquisa de anticorpos (anti-VHC) dirigidos contra proteínas do VHC, pelos testes de ensaio imunoenzimático (ELISA) e pelo ensaio *immunoblot* recombinante (RIBA), ou o virológico (detecção do RNA viral) que se utiliza de técnicas moleculares que permitem a detecção da infecção ativa (RNA-VHC qualitativo) e a quantificação do genoma viral (RNA-VHC quantitativo) (CDC, 1998; WHO, 2002c). A técnica mais empregada para essa finalidade é a da reação em cadeia da polimerase (PCR) (CDC, 1998; WHO, 2002c).

A genotipagem do VHC é utilizada para a caracterização dos diferentes genótipos do vírus C (CDC, 1998; WHO, 2002c); a carga viral e a genotipagem são testes úteis na avaliação pré-tratamento, pois têm implicações prognósticas (CDC, 1998; WHO, 2002c) e a resposta ao tratamento, por sua vez, é determinada pela negativação do VHC-RNA qualitativo (CDC, 1998; WHO, 2002c).

Os testes sorológicos podem identificar anticorpos contra esse vírus e normalmente seus resultados apresentam alta sensibilidade e especificidade (AAP, 2006; CDC, 1998; WHO, 2002c). O teste ELISA (anti-VHC) para triagem sorológica é empregado por ser uma reação simples e rápida (CDC, 1998; WHO, 2002c).

A presença do anticorpo contra o vírus da hepatite C (anti-VHC) significa que o paciente teve contato com ele (CDC, 1998; WHO, 2002c). Sua presença não significa que a infecção tenha persistido (CDC, 1998; WHO, 2002c).

Hepatite C – Diagnóstico

Cerca de 15% a 20% das pessoas infectadas conseguem eliminar o vírus por meio de suas defesas imunológicas, obtendo a cura espontânea da infecção (Brasil, 2005a). O método imunoenzimático não discrimina se esse resultado está relacionado com uma hepatite aguda ou crônica, ou se é decorrente de cicatriz sorológica (CDC, 1998; WHO, 2002c). Por outro lado, um resultado negativo significa que o indivíduo não tenha anticorpos contra o VHC, seja por não ter tido contato com o vírus, ou por não ter desenvolvido anticorpos (período de janela imunológica ou imunossupressão) (Ferraz et al., 2007). A janela imunológica compreende o período entre o indivíduo se expor a uma fonte de infecção e apresentar o marcador sorológico anti-VHC, o que pode variar de 49 a 70 dias (Brasil, 2005a).

A presença de infecção persistente e atual pelo VHC é demonstrada pela pesquisa do vírus no sangue, por meio do exame VHC-RNA qualitativo que caracteriza uma infecção ativa (CDC, 1998; WHO, 2002c).

Embora o teste ELISA seja um teste de triagem, a pesquisa de anticorpos anti-VHC está limitada a determinados grupos populacionais, de maior risco para a infecção. Os grupos mais vulneráveis para a aquisição da infecção pelo VHC devem ser estimulados a realizar investigação laboratorial. As indicações para triagem de anticorpos anti-VHC, são: (Brasil, 2005a; CDC, 1998; 2001c).

- Doadores de sangue;
- Usuários de drogas injetáveis;
- Indivíduos submetidos a transfusão de sangue ou hemoderivados antes de 1993;
- Indivíduos com transplante de órgão antes de 1993;
- Indivíduos com transfusão de fatores de coagulação antes de 1987;
- Usuários de máquina de hemodiálise;
- Indivíduos que sofreram acidente profissional com material potencialmente infectante;
- Recém-nascidos de mães portadoras de hepatite C;
- Indivíduos submetidos a procedimentos que envolvam risco de sangramento, em que as medidas de biossegurança não foram seguidas.

Na maioria das vezes, a doença é assintomática, o que dificulta ainda mais o seu controle e facilita a disseminação na comunidade. Em geral, o diagnóstico é incidental, quando realizado durante triagem sorológica em doações de sangue, ou para avaliação da possível causa de aminotransferases alteradas, evidenciadas em exames de rotina. Há casos em que o paciente tem descompensação da doença hepática, e a infecção pelo VHC só então é descoberta, caracterizando o diagnóstico tardio (Ferraz et al., 2007).

Hepatite C – Diagnóstico

A alta taxa de cronificação da hepatite C decorre da habilidade do vírus apresentar mutações frente à pressão do sistema imunológico. Tais mutações explicam a grande diversidade genética do vírus, resultando em série de variáveis distintas imunologicamente (Bukh *et al.*, 1995).

Os anticorpos suscitados pela infecção pelo VHC não são neutralizantes, ou seja, não impedem nova infecção nem significam imunidade (Ferraz *et al.*, 2007).

Medidas de Prevenção e Controle da Infecção pela Hepatite C

Até o momento, não há vacina contra a hepatite C e a imunoprofilaxia pós-exposição com a imunoglobulina padrão não está indicada em virtude da falta de eficácia em experiências com sua utilização (AAP, 2006). A maior dificuldade na elaboração de uma vacina eficaz contra a HVC está na heterogeneidade do genoma viral, que produz com muita frequência mutações em seu material genético (AAP, 2006; Bukh et al., 1995; WHO, 2002c). Na ausência de uma vacina, todas as precauções para impedir a infecção devem ser tomadas (WHO, 2002c).

As vacinas contra as hepatites A e B são recomendadas aos portadores crônicos de hepatite C, se forem suscetíveis, evitando o risco de infecções (São Paulo [Estado], 2002). Essas vacinas estão disponíveis nas unidades de saúde e nos Centros de Referência de Imunológicos Especiais (CRIES), respectivamente (São Paulo [Estado], 2002).

Vigilância Epidemiológica das Hepatites Virais

10

As hepatites virais são doenças de notificação compulsória e o ato de notificá-las deve ser entendido como apenas uma ação no processo da Vigilância Epidemiológica, que permite acompanhar, em termos coletivos, a tendência da doença, permitindo avaliar medidas de prevenção que estão sendo executadas, além de rastrear as fontes de infecção, e permitir, do ponto de vista do indivíduo, que sejam identificados novos casos entre os comunicantes (Brasil, 2005a).

Contudo, o sistema de notificação no Brasil é notoriamente falho.

Normas de Biossegurança 11

Normas de Segurança são o conjunto de normas e procedimentos considerados seguros e adequados à manutenção da saúde em atividades de risco de aquisição de doenças profissionais (Hoefel, Schneidert, 1997).

As medidas utilizadas para reduzir os riscos de exposição dos profissionais a doenças infecciosas são chamadas de *Precauções Padrão (PP)* (Garner, 1996), que representam um conjunto de medidas que devem ser aplicadas pelo profissional no atendimento de todos os clientes, independentemente de seu estado presumível de infecção, e na manipulação de equipamentos e artigos contaminados ou sob suspeita de contaminação.

As precauções padrão, que incluem o uso de *equipamento de proteção individual (EPI)*, são aplicadas toda vez que haja a possibilidade de contato com sangue, fluidos corpóreos, pele não íntegra e mucosas. Tais medidas compreendem o uso combinado ou não de equipamentos de proteção individual (luvas, óculos, avental, gorro, máscaras, botas) para proteger áreas do corpo expostas ao contato com materiais infectantes.

O Ministério do Trabalho, por intermédio da Portaria nº 3.214, de 8 de junho de 1978, estabelece as Normas Regulamentadoras (NR), entre elas a NR6 que regulamenta os Equipamentos de Proteção Individual (EPI), que são dispositivos ou produtos, de uso individual, utilizados pelo trabalhador, destinados à proteção de riscos suscetíveis de ameaçar a segurança e a saúde no trabalho (Brasil, 1978).

Recomenda-se o uso de luvas, caso haja possibilidade de contato com sangue, fluidos corpóreos e pele não íntegra, para manuseio de materiais ou superfícies sujas com sangue e fluidos, independentemente do diagnóstico do cliente (Anvisa, 2000).

Normas de Biossegurança

Além de uso de EPI, as precauções padrão constituem-se em:

Higienização das mãos

É a medida individual mais simples e menos dispendiosa para prevenir a propagação das infecções relacionadas com a assistência à saúde. Recentemente, o termo "lavagem das mãos" foi substituído por "higienização das mãos", devido à maior abrangência desse procedimento (Agência Nacional de Saúde [ANS], 2007). O termo engloba higienização simples, higienização antisséptica, fricção antisséptica e antissepsia cirúrgica das mãos (ANS, 2007).

É o ato de higienizar as mãos com água e sabão, visando à remoção de bactérias transitórias e algumas residentes, como também células descamativas, pelo suor, sujidade e oleosidade da pele (Associação Paulista de Estudos e Controle de Infecção Hospitalar [APECIH], 2003a; ANS, 2007). A higienização das mãos tem como objetivo prevenir infecção e deve ser realizada antes e após contato com o cliente, e também é recomendada após a retirada das luvas.

A importância da higienização das mãos na prevenção da transmissão das infecções hospitalares é baseada na sua capacidade de abrigar microrganismos e de transferi-los de uma superfície para outra, por contato direto, pele com pele, ou indireto, por meio de objetos (ANS, 2007).

Em 1847, Ignaz Philipp Semmelweis[1], um dos pioneiros em controle de infecção hospitalar, descobriu que o simples ato de lavar as mãos com água e sabão e posteriormente em solução clorada, antes de entrar em contato direto com os pacientes, reduziu os índices de morte das parturientes pela febre puerperal. Na época, esse procedimento não foi bem aceito, nem entendido, e passados mais de 150 anos ainda presenciamos uma realidade não muito diferente, haja vista que ainda necessitamos mostrar a importância e a correlação dessa medida na prevenção das infecções hospitalares (Brasil, 1998). Muitas décadas se passaram e diversos cientistas e filósofos comprovaram e defenderam a necessidade da assepsia. Mesmo com a constatação consistente do valor da lavagem das mãos na prevenção da transmissão de doenças, profissionais de saúde continuam ignorando o valor de um gesto tão simples e não compreendem os mecanismos básicos da dinâmica de transmissão das doenças infecciosas.

A lavagem das mãos surge como a mais simples e mais importante medida de prevenção nosocomial (ANS, 2007). As mãos do pessoal hospitalar são as que transportam a maior quantidade de microrganismos de paciente para

---

[1]Ignaz Philipp Semmelweis, 1847, *apud* Agência Nacional de Saúde. *Manual de Higienização das Mãos em Serviços de Saúde*. Brasília; 2007.

paciente, para equipamentos ou ainda para alimentos, proporcionando condições favoráveis à infecção hospitalar e tornam-se, assim, responsáveis pela maioria das infecções cruzadas (Oppermann *et al.*, 1994).

Em 1989, o Ministério da Saúde editou o manual *Lavar as Mãos* com o objetivo de normatizar um procedimento comum e pouco considerado no âmbito das unidades de saúde brasileiras, proporcionando aos profissionais de saúde subsídios técnicos relativos às normas e aos procedimentos para lavar as mãos, visando à prevenção das infecções hospitalares (Brasil, 1989). A importância dessa prática continua sendo reconhecida pelo Ministério da Saúde, que incluiu recomendações para higienização das mãos no anexo IV da Portaria 2.616/98, que instrui sobre o programa de controle de infecções hospitalares nos estabelecimentos de assistência à saúde no país (Brasil, 1998).

De acordo com o *Manual de Higienização das Mãos em Serviços de Saúde do Ministério da Saúde* (MS) (ANS, 2007), o tempo médio necessário para a higienização simples das mãos é de 40 a 60 segundos, para eliminação da sujidade e microbiota transitória. A eficácia da higienização das mãos depende da duração e da técnica empregada. As técnicas de higienização das mãos podem variar, dependendo do objetivo ao qual se destinam (ANS, 2007). A técnica de higienização simples das mãos deve seguir os seguintes passos, abaixo descritos (ANS, 2007; Anvisa, 2009):

1. Abrir a torneira e molhar as mãos, evitando encostar-se na pia.
2. Aplicar na palma da mão quantidade suficiente de sabão líquido para cobrir todas as superfícies das mãos (seguir a quantidade recomendada pelo fabricante).
3. Ensaboar as palmas das mãos, friccionando-as entre si.
4. Esfregar a palma da mão direita contra o dorso da mão esquerda entrelaçando os dedos e vice-versa.
5. Entrelaçar os dedos e friccionar os espaços interdigitais.
6. Esfregar o dorso dos dedos de uma mão com a palma da mão oposta, segurando os dedos, com movimento de vaivém e vice-versa.
7. Esfregar o polegar direito, com o auxílio da palma da mão esquerda, utilizando-se movimento circular e vice-versa.
8. Friccionar as polpas digitais e unhas da mão esquerda contra a palma da mão direita, fechada em concha, fazendo movimento circular e vice-versa.
9. Esfregar o punho esquerdo com o auxílio da palma da mão direita, utilizando movimento circular e vice-versa.
10. Enxaguar as mãos, retirando os resíduos de sabão, no sentido dos dedos para os punhos. Evitar contato direto das mãos ensaboadas com a torneira.

Normas de Biossegurança

11. Secar as mãos com papel-toalha descartável, iniciando pelas mãos e seguindo pelos punhos. Desprezar o papel-toalha na lixeira para resíduos comuns. Vale ressaltar que o profissional de beleza deve fazer desse procedimento um hábito.

Segundo a RDC nº 50 da Anvisa, de 21 de fevereiro de 2002, sempre que houver paciente (acamado ou não), examinado, manuseado, tocado, medicado ou tratado, é obrigatória a provisão de recursos para a higienização das mãos por meios de lavatórios ou pias para uso da equipe de assistência. Nos locais de manuseio de insumos, amostras, medicamentos, alimentos, também é obrigatória a instalação de lavatórios/pias (Anvisa, 2002).

Cuidados com artigos e equipamentos utilizados no atendimento ao cliente

Os artigos compreendem instrumentos de natureza diversas, como utensílios, acessórios de equipamentos e outros (Brasil, 1994).

Segundo Spaulding (1968), os instrumentos são classificados em artigos críticos, artigos semicríticos e artigos não críticos, de acordo com o risco potencial de transmissão de infecções que representam (APECIH, 2004). Os artigos críticos são todos os itens médico-cirúrgicos e odontológicos, bem como seus acessórios, utilizados em intervenções invasivas, que vão penetrar nos tecidos subepiteliais, no sistema vascular e em outros órgãos isentos de flora microbiana própria (APECIH, 2004; Brasil, 1994; Anvisa, 2000). Esses artigos devem estar obrigatoriamente esterilizados ao serem utilizados, pois apresentam maior risco de infecção cruzada. Os artigos semicríticos entram em contato com a pele não íntegra, porém, restrito às camadas da pele, ou com mucosas íntegras, e requerem desinfecção de médio ou de alto nível ou esterilização (APECIH, 2004; Brasil, 1994; Anvisa, 2000). Os artigos não críticos são os que entram em contato com a pele íntegra e ainda os que não entram em contato direto com o paciente. Para estes, usa-se desinfecção (APECIH, 2004; Brasil, 1994; Anvisa, 2000). Vale ressaltar que devem ser manuseados com cuidado, se estiverem sujos de sangue ou fluidos corpóreos, secreções e excreções, e sua reutilização em outros clientes deve ser precedida de limpeza e esterilização.

Limpeza ou higiene

É o procedimento de remoção de sujidade e detritos de qualquer superfície para manter em estado de asseio os artigos, reduzindo a população microbiana (APECIH, 2004; Brasil, 1994; Anvisa, 2000). A limpeza deve preceder

Normas de Biossegurança

os procedimentos de desinfecção ou de esterilização (APECIH, 2004; Brasil, 1994; Anvisa, 2000; Graziano, 2000).

Para limpeza de artigos são utilizados dois métodos: manual ou automatizado (APECIH, 2004; Brasil, 1994; Anvisa, 2000), sendo o método manual o usado pelas manicures e pedicures.

Limpeza manual

É realizada pela aplicação de energia mecânica (fricção), química (soluções detergentes, desincrostantes ou enzimáticas) ou física (temperatura). O emprego de todas as formas de energia aumenta a eficiência da limpeza (APECIH, 1999). Os artigos devem ser limpos individualmente. Não utilizar artefatos abrasivos, ou seja, utilizar escovas de cerdas macias e esponjas; após a limpeza enxaguar os materiais abundantemente para retirada de toda matéria orgânica e o detergente utilizado (APECIH, 2004). As escovas empregadas na limpeza devem ser limpas e mantidas secas (APECIH, 2004).

A falha no procedimento de limpeza dos artigos impede a esterilização, pois a sujeira atua como fator de proteção para os microorganismos, agindo como barreira para o contato com agentes esterilizantes químicos, físicos ou físico-químicos (Brasil, 2001; Favero, 1991).

Esterilização

É o processo físico ou químico que destroi todos os tipos de bactérias, fungos, vírus e esporos dos artigos, inclusive os esporulados (Anvisa, 2000; APECIH, 2004; Brasil, 1994; Favero, 1991).

Os métodos de esterilização podem ser físicos ou químicos. Dentre os métodos físicos há o calor, sob as formas úmida e seca, o qual será abordado a seguir:

Vapor saturado sob pressão – autoclave

É o processo de esterilização mais seguro, eficiente, rápido (Anvisa, 2000). Pode ser realizado em autoclave convencional horizontal ou autoclave a alto vácuo (São Paulo [Estado], 1995). A autoclave utilizada pelas manicures e pedicures é do tipo convencional horizontal. O mecanismo de esterilização pelo calor saturado sob pressão está relacionado com o calor latente e contato direto com o vapor, promovendo a coagulação das proteínas (Brasil, 2001). Calor latente é o calor que um corpo "recebe" sem variação de temperatura e sim de estado físico (Anvisa, 2000). É o calor necessário para converter uma unidade de água em vapor. O vapor sob pressão, ao entrar em contato com a superfície fria dos materiais colocados na autoclave, condensa-se, liberando o calor latente, responsável pela desnaturação dos microrganismos. A esterilização está fundamentada nessa troca de calor entre o meio e o objeto a ser esterilizado (Anvisa, 2000).

Dá-se o nome de vapor saturado porque sua temperatura equivale ao ponto de ebulição da água, e produz-se pela combinação da energia que aquece a água com níveis de pressão maiores do que a atmosférica, que aceleram o aquecimento, levando ao alcance de temperaturas próprias para a esterilização (121°C a 135°C), em tempo mais rápido (Brasil, 2001; Sociedade Brasileira de Enfermeiros de Centro Cirúrgico, Recuperação Anestésica e Centro de Material e Esterilização [SOBECC], 2009). Portanto, as variáveis para avaliação do método são tempo, temperatura e pressão (Brasil, 2001). Com as modernas tecnologias de construção das autoclaves, não se fixam *a priori* os parâmetros padrões de tempo, temperatura e pressão desses equipamentos (APECIH, 2000). As temperaturas mais elevadas requerem pressões igualmente mais altas (T = de 121°C a 135°C; P = de 1 atm a 1,80 atm) e o tempo pode variar de 3 a 30 minutos, de acordo com a temperatura e o tipo de equipamento utilizado (SOBECC, 2007; 2009).

A combinação tempo de exposição e temperatura, isto é, aumentando a razão tempo/temperatura, o tempo necessário para a esterilização diminui ou vice-versa. Essa combinação adotada nos ciclos de esterilização é condição essencial para a garantia da eficácia desse processo e varia com o tipo de autoclave e a natureza do material a ser esterilizado (Brasil, 2001).

É necessário o estabelecimento de padrões no preparo e acondicionamento dos artigos a serem esterilizados, além de o perfeito funcionamento do equipamento (Anvisa, 2000).

Calor seco – estufa ou forno de Pasteur

A esterilização pelo calor seco é feita em estufas elétricas equipadas com resistência, termostato para regulagem da temperatura, lâmpada-piloto, termômetro e interruptor (Brasil, 2001). A circulação de ar quente e o aquecimento dos materiais se fazem de modo lento e irregular, requerendo longos períodos de exposição e temperatura mais elevada do que o vapor saturado sob pressão para alcançar a esterilização (Anvisa, 2000). A inativação dos microrganismos pelo calor seco é resultante da oxidação e dessecação (Brasil, 2001). Embora simples, o processo de esterilização pelo calor seco exige cuidados. É necessário propiciar a livre circulação do ar por toda a estufa e entre as caixas e observar com rigor a relação tempo de exposição e temperatura, a fim de assegurar a sua eficácia (Anvisa, 2000). A temperatura para garantir a esterilização é de 170°C por uma hora ou 160°C por duas horas (São Paulo [Estado], 1995, São Paulo [Capital], 2005).

Secagem

Outro passo importante é a secagem, pois a umidade interfere nos diferentes processos de esterilização (Brasil, 2001). Para tal processo, é recomendável o uso de:
- Secadoras de ar quente ou frio;
- Estufas reguladas para esse fim;
- Ar comprimido medicinal;
- Pano limpo, absorvente e seco.

Após tal processo, deverá ocorrer a inspeção rigorosa dos artigos, no sentido de detectar a presença de oxidações, secreções e umidade. Nessa fase, pode-se utilizar álcool a 70% com fricção, que acelera a secagem do material (Brasil, 2001).

Invólucros para a esterilização

As dimensões dos pacotes dependerão do equipamento utilizado na esterilização; é fundamental o registro do seu conteúdo, data de esterilização e prazo de validade (Brasil, 2001).

O empacotamento dos artigos para esterilização pode ocorrer por meio da utilização de embalagens diversas (tecido, não tecidos, papel grau cirúrgico, papel crepado) (Brasil, 2001).

O prazo de validade depende do tipo de invólucro, da eficiência do empacotamento, do local de estocagem (Oppermann, Pires, 2003). Todos os invólucros deverão ter um pedaço de fita com indicação química do processo de esterilização (Oppermann, Pires, 2003).

Controle da eficácia da esterilização

Como em todo processo, a monitorização da efetividade da esterilização deve ser executada, incluindo métodos físicos, químicos e biológicos. O controle da segurança do processo de esterilização depende do tipo de equipamento, da natureza de artigo processado, do seu acondicionamento e do carregamento do material no equipamento (Anvisa, 2000).

A eficácia do processo de esterilização deve ser constantemente monitorada, sendo necessária a utilização dos seguintes indicadores:

- *Indicador químico externo:* são fitas autoadesivas, que mudam a coloração com exposição à temperatura, utilizadas unicamente para diferenciar os pacotes processados dos não processados (Brasil, 2001; SOBECC, 2009). Devem constar em todos os pacotes a serem submetidos a esterilização, a exemplo de fita zebrada e etiqueta (SOBECC, 2009).
- *Indicador químico interno:* serve para indicar imediatamente falhas no equipamento com relação à penetração do calor em estufas ou autoclaves, além de ajudar a identificação dos pacotes que foram esterilizados (Brasil, 2001). São tiras de papel impregnadas com tinta termocrômica, que mudam de cor quando expostas à temperatura no tempo recomendado pelo fabricante. Devem ser utilizadas dentro dos pacotes, em locais de difícil acesso à penetração do vapor ou dificuldade de remoção do ar em autoclaves (Brasil, 2001). Não devem ser utilizadas como critério único de eficácia de esterilização, devendo ser associadas ao teste biológico (Brasil, 2001).
- *Indicadores biológicos:* são reconhecidos como os que melhor retratam o processo de esterilização, pois são os únicos que consideram todos os parâmetros e, portanto, garantem a sua segurança (Anvisa, 2000; Brasil, 2001). São utilizados um grande número de esporos bacterianos, para autoclaves, *Bacillus stearothermophilus* e em estufa, *Bacillus subtilis*, variedade niger (Anvisa, 2000; Brasil, 2001). Atualmente, com o avanço tecnológico, permitem a resposta biológica da segurança do processo dentro de uma a três horas (Anvisa, 2000; Brasil, 2001).

Todos os itens esterilizados devem conter as seguintes informações: nome do material, tipo de esterilização, identificação do esterilizador utilizado e data de validade da esterilização (APECIH, 2003b).

Manutenção dos equipamentos

Um programa de manutenção preventiva deve ser estabelecido, de acordo com o equipamento. Além de assegurar o desempenho adequado, a rotina de manutenção aumenta a vida útil do esterilizador (APECIH, 2003b).

Acidente de trabalho

Os riscos biológicos envolvendo os profissionais da saúde são também interesse da saúde do trabalhador. Todo e qualquer acidente ocorrido com o profissional é considerado acidente de trabalho (São Paulo [Capital], 2007).

Normas de Biossegurança

Os acidentes de trabalho são um grave problema de saúde pública, atingindo todos os anos milhares de trabalhadores que perdem suas vidas ou comprometem sua capacidade passível de prevenção. O acidente biológico é um tipo específico de acidente de trabalho (São Paulo [Capital], 2007).

Em se tratando de um tipo de acidente cujas consequências podem ser graves, é importante reforçar os cuidados com biossegurança e o cumprimento das recomendações, tanto quanto realizar profilaxia pré-exposição (vacinação, uso de máscaras, luvas, lavagem das mãos, etc.) e pós-exposição (lavagem da área contaminada, vacinação ou medicação profilática em tempo hábil, etc.) (São Paulo [Capital], 2007).

Os acidentes de trabalho têm sido objeto de políticas de saúde e, em 28/04/04, o acidente de trabalho com exposição a material biológico tornou-se de notificação compulsória, conforme definido na Portaria 777/GM, de 2004 do Ministério da Saúde (Brasil, 2004; São Paulo [Capital], 2007).

No município de São Paulo, os acidentes de trabalho tornaram-se de notificação compulsória com a instituição do Sistema de Vigilância de Acidentes de Trabalho, pela portaria nº 1.470, de 30 de abril de 2002 (São Paulo [Capital], 2002). O principal direito do trabalhador é, portanto, o direito à informação sobre os riscos que sua atividade ou suas condições de trabalho envolvem, seja de acidente, de doença ocupacional ou do trabalho (São Paulo [Capital], 2002; 2007).

Discussão, Conclusões e Recomendações 12

A literatura médica revela a importância em saúde pública do contágio das hepatites B e C associado aos procedimentos de beleza, como tatuagem, *body-piercing*, manicures, podólogos, barbeiros e cabelereiros (Bari *et al.*, 2001; Campos *et al.*, 1985; Candam *et al.*, 2002; Janjua, Nizamy, 2004; Johnson CJ *et al.*, 1974; Johnson IL *et al.*, 2001; Karmockine *et al.*, 2006; Kent *et al.*, 1988; Long, Rickman, 1994; Mariano *et al.*, 2004; Mele *et al.*, 1995; Murtagh, Hepworth, 2004; She *et al.*, 1988; Tumminelli *et al.*, 1995; Zahraoui-Mehadji *et al.*, 2004).

As hepatites virais B e C constituem um dos mais relevantes problemas de saúde pública. Trata-se de uma infecção que, num grande número de casos, evolui de modo assintomático, exteriorizando-se de forma clínica em até décadas após o contágio. Em muitos casos, são transmitidas pelo sangue, podendo ocorrer contágio por meio de um simples sangramento ocasionado ao se retirar as cutículas das unhas das mãos e dos pés em salões de beleza (São Paulo [Capital], 2005).

Em geral, os estudos soroepidemiológicos realizados têm sido restritos a amostragens de bancos de sangue e de grupamentos sociais que têm fatores e/ou comportamentos que os tornam de maior risco de contágio, como os profissionais da área da saúde e de estética, pacientes em processos dialíticos, usuários de drogas ilícitas, politransfundidos, transplantados de órgãos ou células, entre outros. Estudos abertos na população geral são raros, em decorrência de obstáculos inerentes ao custo, às dificuldades operacionais de campo, à falta de recursos humanos e, muitas vezes, esbarram em vieses intransponíveis na montagem de amostragem proporcional (Focaccia, 1997),

Discussão, Conclusões e Recomendações

e que, assim, as pesquisas que objetivam determinar a prevalência dos vários tipos de hepatites virais tangenciam múltiplas dificuldades.

Nosso estudo corroborou o de Mariano *et al.*, de 2004, Itália, que concluiu que os tratamentos de beleza desempenham um papel importante na disseminação de infecções das hepatites B e C.

De modo geral, as doenças infecciosas ainda são uma das principais causas de morbidade e mortalidade e constituem um problema de saúde pública dentro de nosso país.

A dimensão do problema de saúde pública representado pelas hepatites virais B e C nas manicures e pedicures sugere a necessidade de um programa específico de grande profundidade no campo preventivo.

De acordo com Oliveira (2009), os resultados encontrados permitiram concluir que:

1. O nível de conhecimento estimado das manicures e/ou pedicures do município de São Paulo sobre as formas de transmissão, prevenção e percepção do risco aos agentes infecciosos durante sua atividade profissional é baixo, tanto quanto a falta de orientação em relação às normas de biossegurança.
2. A população estudada, representativa das profissionais que cuidam da higiene e do embelezamento das mãos e dos pés no município de São Paulo, tem baixa taxa de vacinação contra a hepatite B nas manicures e/ou pedicures e inadequação de sua estrutura física para os procedimentos, assim como baixa adesão às normas de biossegurança.
3. A prevalência estimada do marcador sorológico da hepatite viral B em manicures e/ou pedicures do município de São Paulo foi maior do que a encontrada na população geral do município de São Paulo, segundo outro estudo, sugerindo que os salões de beleza do município de São Paulo são áreas de risco de contágio da hepatite B.
4. A estimativa de prevalência do marcador sorológico da hepatite viral C foi semelhante à encontrada na população geral do município de São Paulo de acordo com outro estudo, sugerindo não se constituir em risco suplementar de transmissão da hepatite C.

Não houve associação entre a prevalência estimada dos marcadores sorológicos das hepatites B e C na população estudada com os fatores de risco (hepatite, hemofilia, transfusão sanguínea, *piercing*, acupuntura, uso coletivo de lâmina de barbear, serviço de barbeiro, abuso sexual, uso de drogas injetáveis e/ou inaláveis, busca de parceiros em saunas e/ou boates, múltiplos parceiros, tatuagem, etc.), sugerindo que os procedimentos profissionais das manicures e pedicures podem ser um fator de risco de contágio.

Discussão, Conclusões e Recomendações

Os resultados e as conclusões evidenciados no estudo realizado por Oliveira (2009) comprovam a importância epidemiológica dos profissionais da área de beleza, como disseminadores de agravos infecciosos à saúde, o que nos permite oferecer as seguintes recomendações:

1. Elaboração e implementação de amplo programa educacional pelos programas nacionais e estaduais de controle das hepatites virais no campo preventivo em relação aos salões de beleza sobre as formas de contágio e prevenção das hepatites B e C para manicures e pedicures.
2. Ampla campanha de esclarecimento aos profissionais de beleza do país, por meio de mídia escrita, palestras, treinamento de profissionais mais destacados para serem utilizados como multiplicadores de saúde junto aos seus colegas, elaboração de um fluxograma em casos de acidentes com material biológico, entre outras medidas suplementares visando ao conhecimento de cuidados fundamentais de biossegurança.
3. Ampla campanha de esclarecimento à população para a utilização de material pessoal em procedimentos realizados em salões de beleza.
4. Regulamentação legislativa da profissão de manicures e pedicures.
5. Rigoroso controle pelas secretarias municipais de saúde no credenciamento de salões de beleza e seus profissionais, assim como ampla fiscalização sanitária.
6. Orientação aos gestores de educação dos cursos preparatórios para profissionais dessa área, com relação às instruções de biossegurança.
7. Rigorosa campanha de vacinação contra a hepatite B direcionada aos profissionais de beleza.
8. Elaboração de uma portaria específica para as manicures e pedicures.
9. Elaboração de inspeção para gabinetes de manicures e pedicures nos salões de beleza do município de São Paulo.

Proposta de Portaria para Manicures e Pedicures

13

Dispõe sobre os estabelecimentos de interesse à saúde, denominado gabinete de manicure e pedicure, e dá providências correlatas

Considerando que a maior parte das práticas de embelezamento não é monitorada, de modo que atualmente os seus potenciais de transmissão das doenças são desconhecidos em muitas partes do mundo.

Considerando as disposições constitucionais e da Lei Federal nº 8.080, de 19 de setembro de 1990, que tratam das condições para promoção, proteção e recuperação da saúde, como direito fundamental do ser humano.

Considerando que a Lei Federal nº 8.078, de 11 de setembro de 1990 (Código de Proteção e Defesa do Consumidor), estabelece que um dos direitos básicos do consumidor é a proteção da vida, saúde e segurança contra riscos provocados por práticas no fornecimento de produtos e serviços.

Considerando que a ocorrência frequente de acidentes durante a retirada das cutículas das unhas das mãos e dos pés pode, eventualmente, expor os seus executadores ao risco de contato com agentes infecciosos transmitido pelo sangue, além de disseminar doenças aos seus clientes.

Considerando que a execução de procedimentos inerentes à prática de manicure e pedicure encerra risco de exposição dos trabalhadores e clientes aos agentes infecciosos transmitidos pelo sangue, tais como vírus da imunodeficiência humana, vírus das hepatites B e C, dentre outras infecções.

Considerando que os locais onde é exercida a atividade de manicures e pedicures deverão ter condições técnicas adequadas à função.

Proposta de Portaria para Manicures e Pedicures

Considerando a necessidade de normatizar e padronizar o funcionamento dos estabelecimentos com gabinetes de manicures e pedicures, objeto desta portaria, resolve:

Artigo 1º – Das definições

Para efeito dessa portaria, são adotadas as seguintes definições:

1.1. **Antissepsia**: é o método pelo qual se impede a proliferação de microrganismos em tecidos vivos com o uso de substâncias químicas (os antissépticos) usadas como bactericidas ou bacteriostáticos.
1.2. **Barreira técnica**: corresponde à adoção de procedimentos padronizados que visam minimizar o risco de contaminação cruzada e que deve ser adotada quando inexistirem barreiras físicas.
1.3. **Central de material esterilizado (CME)**: local destinado à esterilização de materiais.
1.4. **Depósito de material de limpeza (DML)**: local destinado à guarda de material de limpeza.
1.5. **Desinfecção**: é o processo físico ou químico que destrói todos os organismos, exceto os esporulados.
1.6. **Equipamento de proteção individual (EPI)**: é todo dispositivo ou produto, de uso individual utilizado pelo trabalhador, destinado à proteção de riscos suscetíveis de ameaçar a segurança e a saúde no trabalho.
1.7. **Estabelecimentos com gabinetes de manicures e pedicures**: é o local onde se desenvolvem as execuções dessas práticas.
1.8. **Esterilização**: processo físico ou químico que elimina todas as formas de vida microbiana, incluindo os esporos bacterianos.
1.9. **Evento adverso**: qualquer efeito não desejado, em humanos, decorrente do uso de produtos sob vigilância.
1.10. **Limpeza**: consiste na remoção de sujidades visíveis e detritos dos artigos, realizada com água adicionada de sabão ou detergentes de forma manual ou automatizada, por ação mecânica, com consequente redução da carga microbiana. Deve preceder obrigatoriamente o processo de esterilização.
1.11. **Prática de manicures e pedicures**: emprego de técnicas, que sejam conhecidas, com o objetivo de retirar cutículas, cortar, lixar e pintar as unhas das mãos e dos pés.
1.12. **Produto de uso único**: qualquer produto utilizável apenas uma vez e descartado após o uso.
1.13. **Técnica asséptica**: técnicas que evitam a entrada de microrganismos em um local que não os contenha, propiciando maior segurança ao paciente e à equipe de saúde.

1.14. **Lavagem das mãos**: é a fricção manual vigorosa de toda a superfície das mãos e dos punhos, utilizando-se sabão ou detergente líquido, seguida de enxágue abundante em água corrente. O tempo médio necessário é de 40 a 60 segundos, para eliminação da sujidade e microbiota transitória.

Artigo 2º – Das rotinas e cuidados

2.1. O gabinete de manicure e pedicure deve ter Cadastro Municipal da Vigilância Sanitária (CMVS).

2.2. O estabelecimento com gabinete de manicure e pedicure deverá manter um cadastro atualizado à disposição da autoridade competente, contendo os seguintes dados:
 I. Nome
 II. Endereço
 III. Telefone
 IV. Data de atendimento
 V. Serviço realizado
 VI. Nome do profissional que realiza o procedimento
 VII. Observações

2.3. Avisos afixados em local de fácil visualização e leitura acerca dos riscos do procedimento, dos materiais e/ou substâncias utilizadas (esmaltes, removedor de esmaltes e outros).

2.4. Orientações aos clientes para que, em caso de vermelhidão, dor ou quaisquer ocorrências anormais, procurem um serviço de saúde, o mais breve possível.

2.5. Afixar aviso que o estabelecimento é vistoriado e monitorado pela vigilância e fiscalização sanitária municipal.

Artigo 3º – Da estrutura física

No que se refere à estrutura física, os estabelecimentos com gabinetes de manicures e pedicures deverão possuir:

3.1. Área de procedimento de manicure e pedicure.

3.2. As áreas devem ser claras, arejadas e em boas condições de higiene.

3.3. Mobiliários: interna e externamente devem ser revestidos de material liso, íntegro, lavável e impermeável.

3.4. Água corrente interligada com os sistemas públicos de abastecimento de água potável e esgoto sanitário.

3.5. Lavatório exclusivo com água corrente potável para higienização das mãos das profissionais e dispensadores de álcool gel.

Proposta de Portaria para Manicures e Pedicures

3.6. Dispensadores com sabão líquido para higienização das mãos.
3.7. Dispositivos para papel-toalha descartável.
3.8. Lixeira com tampa e pedal.
3.9. Armários exclusivos para estocagem dos materiais.
3.10. Estufa ou autoclave.
3.11. A central de material esterilizado deve ser dotada de bancada com pia e água corrente potável de uso exclusivo para limpeza de materiais e equipamentos de esterilização. Quando não houver local específico, esse poderá estar localizado dentro da sala/área de procedimento, desde que estabelecida barreira técnica.
3.12. O depósito de material de limpeza deve ser dotado de tanque para limpeza de panos de chão. Quando não houver local específico, este poderá estar localizado dentro do sanitário, acrescido de um ponto de água para essa finalidade.

Artigo 4º – Dos materiais

O gabinete de manicure e pedicure deverá ter para cada profissional, no mínimo, os seguintes materiais à disposição:
4.1. Alicate de unha – 10 unidades
4.2. Espátula de metal – 10 unidades
    4.2.1. Bandeja com tampa para instrumental – 10 unidades ou embalagem compatível para esterilização
4.3. Lixas (mãos e pés) descartáveis (uso único)
4.4. Palitos descartáveis (uso único)
4.5. Toalhas descartáveis ou de uso individual
4.6. Protetores de plásticos para bacias e cubas (uso único)
4.7. Algodão em pote com tampa
4.8. Luvas descartáveis (uso único)
4.9. Máscaras descartáveis

Artigo 5º – Da limpeza e esterilização

Os instrumentos utilizados em gabinetes de manicures e pedicures (alicates, afastadores de cutícula, cortadores de unha e demais objetos metálicos) são considerados artigos semicríticos, uma vez que podem provocar perda da continuidade da pele, devendo, portanto, sofrer processos de esterilização.
5.1. Os gabinetes de manicures e pedicures e congêneres deverão ter uma área para limpeza e esterilização dos instrumentos.

Proposta de Portaria para Manicures e Pedicures

5.2. É obrigatória a adoção de procedimentos de limpeza e esterilização, após cada uso, instrumentos que entrarem em contato direto com o usuário, utilizados na prática profissional em estabelecimentos de beleza com gabinetes de manicures e pedicures e congêneres, ver Anexo 13.

5.3. Todo instrumental deverá ser lavado com água e sabão líquido ou detergente e ação mecânica (escova de cerdas macias) ou lavadora ultrassônica a cada procedimento, utilizando luva de borracha.

5.4. Enxaguar com água todos os instrumentos, secar com gaze e acomodar o instrumental em embalagem ou caixa apropriada para o processo de esterilização.

5.5. Utilizar caixas ou invólucros indicados pelo Ministério da Saúde, íntegros e identificados com o tipo de material, data da esterilização, prazo de validade, indicador químico e o nome do profissional que preparou. A embalagem deverá ser aberta na frente da cliente.

5.6. Realizar, no mínimo, uma vez por semana o controle biológico do processo de esterilização.

5.7. A esterilização dos instrumentos deverá ser efetuada com a utilização de equipamentos apropriados, autoclave ou estufa.

Na autoclave (calor úmido sob pressão), a temperatura para a esterilização varia de 121°C a 135°C, em tempo mais rápido do que a estufa. Os parâmetros de tempo, temperatura e pressão desse equipamento não se fixam. Cada fabricante apresenta as indicações do seu funcionamento com as respectivas validações dos processos. Todo equipamento de esterilização deverá ser autorizado por um órgão oficial, sendo, no Brasil, o Ministério da Saúde.

A temperatura para garantir a esterilização utilizando calor seco em estufa deverá ser de 170°C por uma hora ou 160°C por duas horas. O tempo para a esterilização deverá ser contato a partir do momento em que o termômetro longo do bulbo (mercúrio) atingir a temperatura programada no termostato (botão do equipamento). Não poderá ser aberta durante a esterilização. Quando isso ocorrer, o processo de esterilização deverá ser interrompido e o processo ser reiniciado.

5.8. A temperatura e o tempo de exposição dos instrumentos no equipamento de esterilização deverão ser registrados diariamente em impresso próprio.

5.9. Deverá haver nos estabelecimentos um profissional responsável pela operação do equipamento de esterilização existente.

5.10. Os estabelecimentos deverão possuir e manter acessível à equipe de fiscalização o contrato de prestação de serviços de manutenção periódica e preventiva do equipamento de esterilização existente, devidamente atualizado.

5.11. Deverá haver nos gabinetes de manicures e pedicures uma rotina por escrito do processo de limpeza e esterilização dos instrumentos. O roteiro para a esterilização e limpeza dos instrumentos e utensílios deverá obrigatoriamente, para efeito de permanente consulta dos profissionais e usuários, ser afixado em local visível no estabelecimento.

Artigo 6º – Dos procedimentos

Para a execução de procedimentos inerentes às práticas de manicures e pedicures, a profissional manicure e pedicure deverá:

6.1. Acondicionar os artigos estéreis e descartáveis destinados à execução de procedimentos em armário fechado exclusivo, limpo e livre de umidade.

6.2. Utilizar instrumentos (alicates, espátulas de cutículas, cortadores de unha, palitos de metal) esterilizados.

6.3. Utilizar materiais descartáveis (algodão, luvas, lixas, palitos, protetores de bacias e cubas).

6.4. Usar toalhas descartáveis ou de uso individual. As toalhas deverão ser guardadas de forma organizada em local limpo, seco e arejado, podendo ser armário ou prateleira. Usar uma para cada procedimento, independentemente de ser a mesma cliente. As toalhas sujas deverão ser colocadas em local diferente das limpas, para evitar contaminação e poderão ser lavadas em lavanderia ou de forma doméstica com água e sabão e passadas a ferro quente.

6.5. Utilizar equipamento de proteção individual para execução dos procedimentos de manicure e pedicure (luvas de procedimento descartável e máscara) e para a limpeza e esterilização dos materiais utilizados (luvas de borracha).

6.6. Manter os materiais de trabalho (esmaltes, removedor de esmaltes, lixas, palitos, luvas, algodão) organizados em maletas ou gavetas limpas.

Antes de atender à cliente, a manicure e a pedicure deverão:

6.7. Realizar a higienização das mãos, com água corrente e sabão líquido, enxugar em papel-toalha descartável.

6.8. Perguntar ao cliente se tem alergia a esmalte ou outro produto a ser utilizado.

6.9. Orientar o cliente a realizar higienização das mãos, antes de iniciar o procedimento.

Proposta de Portaria para Manicures e Pedicures

Durante o procedimento, a manicure e a pedicure deverão:

6.10. Utilizar avental de tecido e sapato fechado.
6.11. Calçar um par de luvas descartável e de uso único. O uso de luvas não dispensa a lavagem das mãos antes e após contatos que envolvam sangue ou outros fluidos corpóreos do cliente.
6.12. Retirar as toalhas da embalagem plástica na frente do cliente ou usar toalha descartável.
6.13. Utilizar protetor de plástico descartável na bacia e cuba e desprezar após o uso.
6.14. Abrir a embalagem dos alicates, espátulas, cortadores de unha e outros instrumentos de metal na frente do cliente.
6.15. Utilizar máscara descartável para lixar as unhas das mãos e dos pés.
6.16. Utilizar lixa para as mãos e pés descartáveis e desprezar após o uso.
6.17. Utilizar palito descartável e desprezar após o uso.
6.18. Utilizar pote de algodão com tampa.

Após o procedimento, a manicure e a pedicure deverão:

6.19. Encaminhar os instrumentos usados protegidos na bandeja com tampa ou em caixa plástica lavável sinalizada com instrumentos contaminados para a CME, para o processo de limpeza e esterilização dos materiais.
6.20. Retirar as luvas com técnica adequada e desprezá-las.
6.21. Realizar a higienização das mãos com água corrente e sabão líquido.
6.22. Lavar as bacias e cubas com água e sabão líquido ou detergente após cada uso, utilizando equipamento de proteção individual (luvas).
6.23. Realizar a desinfecção do mobiliário com álcool, para receber o próximo cliente.
6.24. Realizar a limpeza do ambiente com água e sabão diariamente.

Artigo 7º – Dos resíduos

Os resíduos sólidos que apresentam risco potencial à Saúde Pública e ao meio ambiente, devido à presença de agentes biológicos, serão denominados resíduos infectantes.

Com relação ao acondicionamento dos resíduos infectantes, deverão ser adotados os seguintes procedimentos:

7.1. Os resíduos infectantes, que não sejam perfurantes ou cortantes, deverão ser acondicionados em sacos plásticos individualizados, branco leitoso.

7.2. Os responsáveis pelos estabelecimentos deverão solicitar ao órgão de limpeza urbana municipal que os resíduos infectantes sejam objeto de coleta especial para destinação final.

7.3. Os resíduos comuns deverão ser coletados pelo órgão municipal de limpeza urbana e serão objeto de disposição final semelhante à dos resíduos domiciliares.

7.4. Os responsáveis pelos estabelecimentos de beleza deverão solicitar ao órgão de limpeza urbana municipal (LIMPURB) que os resíduos infectantes sejam objeto de coleta especial para destinação final.

Artigo 8º – Da saúde e segurança do trabalhador

Os gabinetes de manicures e pedicures deverão fornecer às profissionais:

8.1. Equipamentos de proteção individual (luva de procedimento, luva de borracha, máscara).

8.2. Encaminhamento para um serviço saúde especializado, em casos de acidente com perfurocortantes ou material biológico e fazer registro em livro dos acidentes de trabalho.

8.3. Orientação de biossegurança.

8.4. Orientação e encaminhamento para vacinação contra a hepatite B.

8.5. Treinamento e educação continuada.

Roteiro de Inspeção para Gabinetes de Manicures e Pedicures 14

Roteiro de Inspeção para Gabinetes de Manicures e Pedicures nos Salões de Beleza do Município de São Paulo

1.	Identificação do estabelecimento com gabinete de manicure e pedicure	SIM	NÃO

2.	Estrutura física	SIM	NÃO
2.1.	Área de procedimento de manicure e pedicure		
2.2.	As áreas são claras, arejadas e em boas condições de higiene		
2.3.	Os mobiliários (interno e externo) são revestidos de material liso, íntegro, lavável e impermeável		
2.4.	Água corrente interligada com os sistemas públicos de abastecimento de água potável e esgoto sanitário		
2.5.	Área de procedimento dotada de lavatórios, com água corrente potável, exclusivo para higienização das mãos das profissionais manicures e/ou pedicures		
2.6.	Dispensadores de sabão líquido para a higienização das mãos das profissionais manicures e/ou pedicures.		

Roteiro de Inspeção para Gabinetes de Manicures e Pedicures

2.7.	Dispensadores de álcool gel para higienização das mãos das profissionais manicures e/ou pedicures		
2.8.	Toalheiro de papel-toalha descartável para secagem das mãos		
2.9.	Lixeira com tampa de acionamento por pedal		
2.10.	Área dotada de pia para a limpeza e esterilização dos instrumentos		
2.11.	Área para depósito de material de limpeza		
2.12.	Armário para estocagem dos materiais		

3.	Limpeza do material	SIM	NÃO
3.1.	Realiza a limpeza do material, com água e sabão ou com detergente enzimático		
3.2.	Utiliza escova de cerdas macias para a limpeza manual dos instrumentos		
3.3	Há rotina escrita do processo de limpeza do instrumental		

4.	Esterilização	SIM	NÃO
4.1.	Possui autoclave e/ou estufa		
4.2.	Tem uma área de esterilização		
4.3.	Tem registro que comprove a manutenção preventiva e corretiva da autoclave e/ou estufa		
4.4.	Utiliza invólucros e/ou caixas, identificados com tipo de material, data da esterilização, prazo de validade, indicador químico e o nome do profissional que preparou		
4.5.	Realiza controle biológico do processo de esterilização		
4.6.	Os instrumentos esterilizados estão acondicionados e armazenados de modo a assegurar a manutenção da esterilização		
4.7.	A estufa é aberta durante o processo de esterilização		
4.8.	Quando a estufa é aberta, o processo de esterilização é reiniciado		

4.9.	Os materiais que são colocados na estufa para esterilizar permanecem durante o tempo e a temperatura recomendados para que ocorra a esterilização
4.10.	A estufa dispõe de termômetro externo e termostato
4.11.	Tem manual técnico do equipamento de esterilização
4.12.	Possui registro diário da temperatura e do tempo da exposição dos instrumentos
4.13.	A embalagem e/ou caixa é aberta na frente do cliente
4.14.	Há rotina por escrito do processo de esterilização

5.	Resíduos	SIM	NÃO
5.1.	Tem lixeira com tampa e pedal para descarte de luvas de procedimentos e algodão, etc.		
5.2.	Faz coleta especial de resíduos infectantes		

6.	Procedimento de retirada das cutículas das unhas das mãos e dos pés	SIM	NÃO
6.1.	Realiza higienização das mãos antes e após cada procedimento		
6.2.	Perguntam aos clientes se têm algum tipo de alergia a esmaltes ou a outros produtos		
6.3.	Os materiais de trabalho (esmaltes, removedor de esmaltes, lixas, palitos, luvas) são organizados adequadamente em maletas ou gavetas		
6.4.	Mantém o algodão em pote com tampa		
6.5.	As toalhas de tecidos são de uso individual		
6.6.	As toalhas são descartáveis		
6.7.	As toalhas são usadas uma para cada procedimento, independentemente de ser a mesma cliente		
6.8.	As toalhas de tecidos são embaladas em sacos plásticos e abertas na frente do cliente		

6.9.	Utilizam materiais descartáveis de uso único, embalado adequadamente, dentro do prazo de validade de esterilização		
6.10.	Utilizam lixas descartáveis de uso exclusivo para as mãos de cada cliente e desprezadas após o seu uso		
6.11.	Utilizam lixas descartáveis de uso exclusivo para os pés de cada cliente e desprezadas após o seu uso		
6.12.	Utilizam palitos descartáveis de uso exclusivo de cada cliente e desprezadas após o seu uso.		
6.13.	Utilizam protetores de plásticos descartáveis para proteção das bacias e cubas de uso exclusivo de cada cliente e desprezadas após o uso		
6.14.	As cubas e bacias são lavadas com água e sabão líquido ou detergente após cada procedimento		
6.15.	Os instrumentos usados são colocados em caixa plástica lavável ou bandeja com tampa identificada com instrumentos contaminados		
6.16.	As manicures e/ou pedicures dispõem de instrumentos em número suficiente		

7.	Saúde e segurança do trabalhador	SIM	NÃO
7.1.	Manicure e/ou pedicure utilizam luvas descartáveis, uma para cada cliente		
7.2.	Manicure e/ou pedicure utilizam máscara descartável		
7.3.	Manicure e/ou pedicure utilizam avental de tecido e sapatos fechados		
7.4.	Manicure e/ou pedicure utilizam luvas de borracha para limpeza dos instrumentos		
7.5.	Em caso de acidente com perfurocortantes ou material biológico da manicure e/ou pedicure, há um fluxo de encaminhamento a seguir		
7.6.	Há registro dos acidentes de trabalho		
7.6.	Recebe orientações de biossegurança		
7.7.	Manicure e/ou pedicure receberam as doses de vacinação contra a hepatite B (recomendável)		

Roteiro de Inspeção para Gabinetes de Manicures e Pedicures

8.	Itens gerais	SIM	NÃO
8.1.	O gabinete de manicure e pedicure tem Cadastro Municipal de Vigilância Sanitária (CMVS)		
8.2.	Têm cadastro dos clientes		
8.3.	É fornecido por escrito aos clientes orientações de que, em caso de vermelhidão, dor ou quaisquer ocorrências anormais, devem procurar um serviço de saúde, o mais breve possível		
8.4.	Tem normas e rotinas de higiene, limpeza dos equipamentos, mobiliários e dos procedimentos realizados		
8.5.	Os mobiliários são submetidos à limpeza e desinfecção com álcool diariamente entre os procedimentos		
8.6.	O ambiente é limpo com água e sabão diariamente		
8.7.	Avisos afixados em local de fácil visualização e leitura, sobre os riscos do procedimento, dos materiais e/ou substâncias utilizadas (esmaltes, removedor de esmaltes e outros)		
8.8	Aviso afixado informando que o estabelecimento é vistoriado e monitorado pela vigilância e fiscalização sanitária		
8.9.	Treinamento e educação continuada do profissional		

Técnicos Inspetores

Nome	Categoria profissional	Instituição	Data

Bibliografia

Agência Nacional de Saúde. Higienização das mãos em serviços de saúde. Brasília: ANS; 2007.

Agência Nacional de Vigilância Sanitária. Curso básico de controle de infecção hospitalar: caderno C: métodos de proteção anti-infecciosa. Brasília: ANVISA; 2000.

Agência Nacional de Vigilância Sanitária. Resolução RDC nº 50, de 21 de fevereiro de 2002. Dispõe sobre o Regulamento Técnico para planejamento, programação, elaboração e avaliação de projetos físicos de estabelecimentos assistenciais de saúde. Brasília; 2002 [citado 29 jul 2009]. Disponível em: http://www.anvisa.gov.br/legis/resol/2002/ 50_02rdc.pdf.

Agência Nacional de Vigilância Sanitária. Segurança do paciente: higienização das mãos. Brasília: ANVISA; 2009.

Alter HJ, Seeff LB, Kaplan PM, et al. Type B hepatitis: the infectivity of blood positive for e antigen and DNA polymerase after accidental needlestick exposure. N Eng J Med 1976;295(17):909-913.

Alter MJ. Community acquired viral hepatitis B and C in the United States. Gut 1993;34(2 Suppl):S17-S19.

Alter MJ. Epidemiology of hepatitis C. Hepatology 1997;26(3 Suppl 1):62S-65S.

American Academy of Pediatrics. Committee on Infectious Diseases. 2000 Red Book: report of the Committee on Infectious Diseases. 25th ed. Elk Grove Village: AAP; 2000.

American Academy of Pediatrics. Committee on Infectious Diseases. 2006 Red Book: report of the Committee on Infectious Diseases. 27th ed. Elk Grove Village: AAP; 2006.

Andrade A, Assis DB, Varkulja GF, et al. Manual de prevenção de infecções associadas a procedimentos estéticos. São Paulo: CVE; 2008.

Aranda F. Vaidade clandestina. São Paulo: Jornal da Tarde, 2007 out 1; JT Cidade: p. 6A.

Bibliografia

Araújo ESA, Courtouké C. Conceitos e utilização clínica da cinética do HCV. In: Focaccia R. Tratado de Hepatites Virais. 2ª ed. São Paulo: Atheneu 2007; 187-194.

Araújo ESA. Hepatitis virais: hepatite C. In: Cimerman S, Cimerman B, editores. Condutas em Infectologia. São Paulo: Atheneu 2004;113-122.

Associação Brasileira da Indústria de Higiene Pessoal, Perfumaria e Cosméticos. Abusos na busca pela beleza colocam a saúde em risco [notícias]. 2007. [acessado em 6 out 2007]. Disponível em: http://www.abihpec.org.br/noticias_texto.php?id=1034.

Associação Brasileira de Normas Técnicas. NBR 9191: sacos pásticos para acondicionamento de lixo: requisitos e métodos de ensaio. Rio de Janeiro: ABNT; 2002.

Associação Paulista de Estudos e Controle de Infecção Hospitalar. Limpeza, desinfecção de artigos e áreas hospitalares e anti-sepsia. São Paulo: APECIH; 1999.

Associação Paulista de Estudos e Controle de Infecção Hospitalar. Controle de infecção na prática odontológica. São Paulo: APECIH; 2000.

Associação Paulista de Estudos e Controle de Infecção Hospitalar. Guia para higiene de mãos em serviços de assistência à saúde. São Paulo: APECIH; 2003a.

Associação Paulista de Estudos e Controle de Infecção Hospitalar. Esterilização de artigos em unidades de saúde. 2ª ed. rev. ampl. São Paulo: APECIH; 2003b.

Associação Paulista de Estudos e Controle de Infecção Hospitalar. Limpeza, desinfecção de artigos e áreas hospitalares e anti-sepsia. 2ª ed. rev. São Paulo: APECIH; 2004.

Bari A, Akhtar S, Rahbar MH, Luby SP. Risck factors for hepatitis C virus infection in male adults in Rawalpindi-Islamabad, Pakistan. Trop Med Int Health 2001;6(9):732-738.

Bond WW, Favero MS, Petersen NJ, et al. Survival of hepatitis B virus after drying and storage for one week. Lancet 1981;1(8219):550-551.

Brasil. Ministério da Saúde. Portaria nº 2.616, de 12 de maio de 1998. Controle de infecção hospitalar. Diário Oficial da União, 1998, 13 de maio [citado 11 out 2007]. Disponível em: http://e-legis.anvisa.gov.br/leisref/public/showAct.php?id=482.

Brasil. Ministério da Saúde. Portaria nº 777/GM, de 28 de abril de 2004. Dispõe sobre os procedimentos técnicos para a notificação compulsória de agravos à saúde do trabalhador em rede de serviços sentinela específica, no

Bibliografia

Sistema Único de Saúde – SUS. [citado 7 ago. 2008]. Disponível em: http://dtr2001.saude.gov.br/sas/PORTARIAS/Port2004/GM/GM-777.htm.

Brasil. Ministério da Saúde. Secretaria de Assistência à Saúde. Coordenação-Geral das Unidades Hospitalares Próprias do Rio de Janeiro. Divisão de Controle de Infecção Hospitalar. Divisão de Enfermagem. Orientações gerais para central de esterilização. Brasília: MS; 2001. (Série A. Normas e Manuais Técnicos; n. 108.)

Brasil. Ministério da Saúde. Secretaria de Assistência à Saúde. Departamento de Assistência e Promoção à Saúde. Coordenação de Controle de Infecção Hospitalar. Processamento de artigos e superfícies em estabelecimento de saúde. 2ª ed. Brasília: MS 1994; 50 p.

Brasil. Ministério da Saúde. Secretaria de Políticas da Saúde. Coordenação Nacional de DST e AIDS. Manual de condutas em exposição ocupacional a material biológico. Brasília: MS; 1999.

Brasil. Ministério da Saúde. Secretaria de Vigilância em Saúde. Departamento de Vigilância Epidemiológica. Programa nacional para a prevenção e controle da hepatites virais: manual de aconselhamento em hepatites virais. Brasília: MS 2005a; p. 31-36: Hepatite C.

Brasil. Ministério da Saúde. Secretaria de Vigilância em Saúde. Departamento de Vigilância Epidemiológica. A, B, C, D, E de hepatites para comunicadores. Brasília (DF): MS; 2005b. (Série F: Comunicação e Educação em Saúde.)

Brasil. Ministério da Saúde. Secretaria de Vigilância em Saúde. Departamento de Vigilância Epidemiológica. Hepatites virais: o Brasil está atento. 2ª ed. Brasília: Ministério da Saúde; 2005c. (Série B: Textos Básicos de Saúde.)

Brasil. Ministério da Saúde. Secretaria de Vigilância em Saúde. Guia de vigilância epidemiológica. Brasília: MS 2006b; p. 409-433: Hepatites virais.

Brasil. Ministério da Saúde. Secretaria de Vigilância em Saúde. Material instrucional para capacitação em vigilância epidemiológica das hepatites virais. Brasília: MS 2008; p. 95: Fluxograma de investigação laboratorial de hepatite C. (Série A: Normas e Manuais Técnicos.)

Brasil. Ministério da Saúde. Secretaria de Vigilância em Saúde. Plano nacional de prevenção e controle das hepatites virais: versão preliminar para debates. Brasília: MS; 2006a.

Brasil. Ministério da Saúde. Secretaria Nacional de Programas Especiais de Saúde. Programa de Controle de Infecção Hospitalar. Lavar as mãos: informações para profissionais da saúde. Brasília: CEDOC/MS; 1989. (Série A: Normas e Manuais Técnicos; n. 11.)

Bibliografia

Brasil. Ministério do Trabalho e Emprego. Portaria nº 3214, de 8 de junho de 1978. Aprova as Normas Regulamentadoras – NR – do Capítulo V, Título II, da Consolidação das Leis do Trabalho, relativas a Segurança e Medicina do Trabalho. Brasília; 1978 [citado 27 maio 2007]. Disponível em: http://www3.dataprev.gov.br/SISLEX/paginas/63/mte/1978/3214.htm.

Brasil. Ministério do Trabalho e Emprego. Portaria nº 397, de 9 de outubro de 2002. Aprova a Classificação Brasileira de Ocupações – CBO/2002, para uso em todo território nacional e autoriza a sua publicação. Diário Oficial da União, Poder Executivo, 10 out. 2002, Seção 1, p. 74.

Bresters D, Mauser-Bunschoten EP, Reesink HW, et al. Sexual transmission of hepatitis C virus. Lancet 1993;342:210-211.

Bukh J, Miller RH, Purcell RH. Genetic heterogeneity of hepatitis C virus: quasispecies and genotypes. Semin Liver Dis 1995;15(1):41-63.

Campos EP, Colauto EMR, Curi PR, Cunha ME, Silva MIPG. Hepatite B: investigação em farmacêuticos, barbeiros-manicures e dentistas da cidade de Botucatu. Folha Med 1985;90(3):93-96.

Candam F, Alagözlü H, Poyraz O, Sümer H. Prevalence of hepatitis B and C virus infection in barbers in the Sivas region of Turkey. Occup Med 2002; 51(1):31-34.

Carlomagno ACC, Conceição MV, Isaías RC, Moriya TM. A percepção da manicure frente aos riscos ocupacionais em sua prática de trabalho [monografia]. Ribeirão Preto: Centro Universitário Barão de Mauá; 2000.

Centers for Disease Control and Prevention. A comprehensive immunization strategy to eliminate transmission of hepatitis B virus infection in the United States: recommendations of the Advisory Committee on Immunization Practices (ACIP), part II: immunization of adults. MMWR Recomm Rep 2006;55(RR16):1-25.

Centers for Disease Control and Prevention. Guideline for hand hygiene in health-care settings: recommendations of the Healthcare Infection Control Practices Advisory Committee and the HICPAC/SHEA/APIC/IDSA hand hygiene task force. MMWR Recomm Rep 2002;51(RR-16).

Centers for Disease Control and Prevention. Immunization of health-care workers: recommendation of the Advisory Committee on Immunization Practices (ACIP) and Hospital Infection Control Practices Advisory Committee (HICPA). MMWR Recomm Rep 1997;46(RR-18):1-42.

Centers for Disease Control and Prevention. National hepatitis C prevention strategy: a comprehensive strategy for the prevention and control of hepatitis C virus infection and its consequences. Atlanta: CDC; 2001c.

Centers for Disease Control and Prevention. Recommendations for prevention and control of hepatitis C virus (HCV) infection and HCV-related chronic disease. MMWR Recomm Rep 1998;47(RR-19):1-39.

Centers for Disease Control and Prevention. Recommendations for preventing transmission of infectious among chronic hemodialysis patients. MMWR Morb Mortal Wkly Rep 2001b;50(RR-5):1-43.

Centers for Disease Control and Prevention. Updated U.S. Public Health Service guidelines for the management of occupational exposure to HBV, HCV, and HIV and recommendations for postexposure prophylaxis. MMWR Recomm Rep 2001a;50(RR11):1-42.

Chávez JH, Campana SG, Haas P. Panorama da hepatite B no Brasil e no estado de Santa Catarina. Rev Panam Salud Publica 2003;14(2):91-96.

Coelho HSM, Artemenko SRT, Martins CN, Carvalho DM, Valente J, Rodrigues EC, et al. Rev Soc Bras Med Trop 1990;23(2):71-76.

Darani M, Gerber M. Hepatitis-B antigen in vaginal secretions [letter]. Lancet 1974;1008.

Dienstag JL, Ryan DM. Occupational exposure to hepatitis B virus in hospital personnel: infection or immunization. Am J Epidemiol 1982;115(1):26-39.

Fattovich G, Brollo L, Giustina G, et al. Natural history and prognostic factors for chronic hepatitis type B. Gut 1991;32:294-298.

Favero MS, Bond WW, Petersen NJ, Berquist KR, Maynard JE. Detection methods for study of the stability of hepatitis B antigen on surfaces. J Infect Dis 1974;129(2):210-212.

Favero MS, Bond WW. Chemical disinfection of medical and surgical materials. In: Block SS, ed. Disinfection, Sterilization and Preservation. 4th ed. Philadelphia: Lea & Febiger 1991;617-641.

Ferraz MLG, Oliveira PM. Diagnóstico Laboratorial Específico.In: Focaccia R. Tratado de hepatite virais. São Paulo: Atheneu 2007;199-204.

Ferraz MLG, Silva AEB, Kemp VL, Cruz CN, Guimarães RX. Avaliação da resposta imunológica à vacina contra hepatite B em profissionais da área da saúde. Rev Assoc Med Bras 1992;38(1):5-8.

Ferreira ABH. Mini Aurélio: o dicionário da língua portuguesa. 6ª ed rev. atual. Curitiba: Positivo; 2006.

Figueiredo G, Moreira R, Latorre R, et al. Risk factors and prevalence of hepatitis B and C among men who have sex with men (MSM) in São Paulo, Brazil: the Bela Vista cohort study [CD-ROM]. In: 13th International Aids Conference; 2000 July 9-14; Durban, South Africa. Abstracts-on Disk. Northfield, MN: Marathon Multimídia; 2000. TuPeC3466.

Bibliografia

Focaccia R, Conceição OJG, Santos EB, Kiffer CRV. Prevalência em São Paulo. In: Focaccia R. Tratado de Hepatites Virais. São Paulo: Atheneu 2007;3-10.

Focaccia R, Conceição OJG, Sette Jr H, et al. Estimated prevalence of viral hepatitis in the general population of the municipality of São Paulo, measured by a serologic survey of a stratified, randomized and residence-based population. Braz J Infect Dis 1998;2(6):269-284.

Focaccia R, coord. Hepatites virais. In: Veronesi R, Foccacia R, editores. Veronesi: Tratado de Infectologia. 2ª ed. São Paulo: Atheneu 2002;1: 289-406.

Focaccia R. Prevalência das hepatites virais A, B, C e E: estimativa de prevalência na população geral da cidade de São Paulo, medida por marcadores séricos, em amostragem populacional estratificada com sorteio aleatório e coleta domiciliar [tese]. São Paulo: Faculdade de Medicina, Universidade de São Paulo; 1997.

Fulford KWM, Dane DS, Catterall RD, Woof R, Denning JV. Australia antigen and antibody among patients attending a clinic for sexually transmitted diseases. Lancet 1973;1:1470-1473.

Garner JS. Guideline for isolation precautions in hospitals. Infect Control Hosp Epidemiol 1996;17(1):53-80.

Gir E, Costa FPP, Silva AM. A enfermagem frente a acidentes de trabalho com material potencialmente contaminado na era do HIV. Rev Esc Enf USP. 1998 [citado 4 ago. 2008];32(3):262-272. Disponível em: http://www.ee.usp.br/reeusp/upload/pdf/441.pdf.

Gonçales Júnior FL, Gonçales NSL. Diagnóstico laboratorial da hepatite B. In: Focaccia R. Tratado de Hepatites Virais. São Paulo: Atheneu 2007; 153-158.

Gonçales Junior FL. Hepatite B. In: Veronesi R, Foccacia R, editores. Veronesi: Tratado de Infectologia. 2ª ed. São Paulo: Atheneu 2002;302-317.

Gordon SC, Patel AH, Kulesza GW, Barnes RE, Silverman AL. Lack of evidence for the heterosexual transmission of hepatitis C. Am J Gastroenterol 1992; 87(12):1849-1851.

Graziano KU, Silva A, Bianchi ERF. Limpeza, desinfecção, esterilização de artigos e anti-sepsia. In: Fernandes AT, Fernandes MOV, Ribeiro Filho N. Infecção Hospitalar e Suas Interfaces na Área da Saúde. São Paulo: Atheneu 2000;266-305.

Heathcote J, Cameron CH, Dane DS. Hepatitis-B antigen in saliva and semen; Lancet 1974;71-73.

Hersh T, Melnick JL, Goyal RK, Hollinger FB. Nonparenteral transmission of viral hepatitis type B (Australia antigen-associated serum hepatitis). N Engl J Med 1971;285(24):1363-1364.

Hoefel HHK, Schneidert LO. O profissional da saúde na cadeia epidemiológica. In: Rodrigues EAC, Medonça JS, Amarante JMB, et al. Infecções Hospitalares: Prevenção e Controle. São Paulo: Sarvier 1997;352-366.

Hollinger FB, Liang TJ. Hepatitis B virus. In: Knipe DM, Howley PM, Griffin DE, Fields BN, ed. Fields Virology, 4th ed. Philadelphia: Lippincott Williams & Wilkins 200;1:2971-3036.

Huff D. Profissão beleza. Rev Cabelereiros.com. 2007;5(22):52-53.

Hyams KC. Risks of chronic following acute hepatitis B vírus infection: a review. Clin Infect Dis 1995;20(4):992-1000.

Janjua NZ, Nizamy MAM. Knowledge and practices of barbers about hepatitis B and C transmission in Rawalpindi and Islamabad. J Pak Med Assoc 2004; 54(3):116-119.

Johnson CJ, Anderson H, Spearman J, Madson J. Ear piercing and hepatitis. JAMA 1974; 227(10):1165-1166.

Johnson IL, Dwyer JJM, Rusen ID, et al. Survey of infection control: procedures at manicure and pedicure establishments in North York. Rev Can Santé Publique 2001;92(2):134-137.

Karmochkine M, Carrat F, Dos Santos O, Cacoub P, Raguin G, GERMIVIC Study Group. A case-control study of risk factors for hepatitis C infection in patient with unexplained routes of infection. J Viral Hepat 2006;13:775-782.

Kent GP, Brondum J, Keenlyside RA, et al. A large outbreak of acupuncture-associated hepatits B. Am J Epidemiol 1988;127(3):591-598.

Kinoshita T, Miyake K, Okamoto H, Mishiro S. Imported hepatitis C vírus genotypes in Japanese hemophiliacs [letter]. J Infect Dis 1993;168:249-250.

Kiyosawa K, Sodeyama T, Tanaka E, et al. Hepatitis C in hospital employees with needlestick injuries. Ann Intern Med 1991;115(5):367-369.

Linnemann Jr. CC, Goldberg S. Hepatitis-B antigen in saliva and semen [letter]. Lancet 1974;1:320.

Long GE, Rickman LS. Infectious complications of tattoos. Clin Infect Dis 1994; 18:610-619.

Lopes MH, Gutierrez EB. Profilaxia vacinal. In: Focaccia R. Tratado de Hepatites Virais. 2ª ed. São Paulo: Atheneu 2007;171-174.

Maddrey W, Schiff E, Grouse LD, et al. HCV infection: epidemiology, diagnosis and treatment. Dallas: The University of Texas Southwestern Medical Center at Dallas; 1995.

Bibliografia

Mahoney FJ, Kane M. Hepatitis B vaccine. In: Plotkin SA, Orenstein WA. Vaccines. 3rd ed. Philadelphia: WB Saunders; 1999:158-182.

Mahoney FJ. Update on diagnosis, management, and prevention of hepatitis B virus infection. Clin Microbiol Rev 1999;12(2):351-366.

Margolis HS, Alter MJ, Hadler SC. Hepatitis B: evolving epidemiology and implications for control. Semin Liver Dis 1991;11(2):84-92.

Margolis HS, Alter MJ, Hadler SC. Viral hepatitis. In: Evans AS, Kaslow RA, editors. Viral Infections of Humans: Epidemiology and Control. 4th ed. New York: Plenum Publishing Corporation 1997;363-418.

Mariano A, Mele A, Tosti ME, et al. Role of beauty treatment in the spread of parenterally transmitted hepatitis viruses in Italy. J Med Virol 2004;74: 216-220.

Mele A, Corona R, Tosti ME, et al. Beauty treatments and risk of parenterally transmitted hepatitis: results from the hepatitis surveillance system in Italy. Scand J Infect Dis 1995;27:441-444.

Michaelis: Dicionário Escolar da Língua Portuguesa. São Paulo: Melhoramentos; 2008. (Dicionários Michaelis.)

Mitsui T, Iwano K, Masuko K, et al. Hepatitis C virus infection in medical personnel after needlestick accident. Hepatology 1992;16(5):1109-1114.

Moura MM. Qualidade na conservação de vacinas: armazenamento e transporte. Imunizações 2006;10(2):5-14.

Murtagh MJ, Hepworth J. Hepatitis C in the workplace: a survey of occupational health and safety knowledge and practice in the beauty therapy industry. Aust N Zeland J Public Health 2004;28(3):207-211.

Ohto H, Terazawa S, Sasaki N, et al. Vertical Transmission of Hepatitis C Virus Collaborative Study Group. Transmission of hepatitis C virus from mothers to infants. N Eng J Med 1994;330(11):744-750.

Oliveira ACDS. Estudo da estimativa de prevalência das hepatites B e C e da adesão às normas de biossegurança em manicures e/ou pedicures do município de São Paulo. Tese apresentada ao Programa de Pós-graduação em Ciências da Coordenadoria de Controle de Doenças da Secretaria de Estado da Saúde de São Paulo, para obtenção do Título de Doutor em Ciências. São Paulo, 2009.

Oppermann CM, Anagnostopoulos F, Santos MLM. Hábito de lavagem das mãos: estudo de prevalência em uma unidade de tratamento intensivo de trauma. Rev HPS 1994;(40):27-31.

Oppermann CM, Pires LC. Manual de biossegurança para serviços de saúde. Porto Alegre: PMPA/SMS/CGVS; 2003.

Bibliografia

Poland GA, Jackobson RM. Prevention of hepatitis B with the hepatitis B vaccine. N Engl J Med 2004;30(351):2832-2838.

Richtmann R. Guia Prático de Controle de Infecção Hospitalar. São Paulo: Soriak; 2005.

Robinson WS. Hepatitis B virus and hepatitis D virus. In: Mandell GL, Bennett JE, Dolin R, ed. Principles and Practice of Infectious Diseases. 4th ed. New York: Churchill Livingstone 1995;1406-1439.

Roche Molecular Systems, Inc. Cobas amplicator hepatitis C virus test, version 2.0: HCV: para utilização de diagnóstico *in vitro*. [S.l.]: Roche; 2005.

Romano JC. Esterilização de instrumentos de manicure/pedicure. [citado 30 jun 2007]. Disponível em: http://www.hospvirt.org.br/enfermagem/port/manicure.htm.

Rutala WA. APIC guidelines for infection control practice. Am J Infect Control 1996;24(4):313-342.

São Paulo (Cidade). Secretaria da Saúde. Coordenação da Atenção Básica. Risco biológico: biossegurança na saúde. São Paulo: SMS; 2007.

São Paulo (Cidade). Secretaria da Saúde. Coordenação de Vigilância em Saúde. Beleza com segurança: guia técnico para profissionais. São Paulo: COVISA; 2005.

São Paulo (Cidade). Secretaria da Saúde. Coordenação de Vigilância em Saúde. Guia de orientação para estabelecimentos de assistência à saúde. São Paulo: COVISA; 2006.

São Paulo (Cidade). Secretaria da Saúde. Portaria nº 1.470, de 30 de abril de 2002. Institui o Sistema de Vigilância de Acidentes do Trabalho – SIVAT – no município de São Paulo e regulamenta seu fluxo de informações São Paulo; 2002 [citado 11 out 2007]. Disponível em: http://www3.prefeitura.sp.gov.br/cadlem/secretarias/negocios_juridicos/cadlem/integra.asp?alt=30042002P%20014702002SMS.

São Paulo (Estado). Secretaria da Saúde. Comissão Permanente de Assessoramento em Imunizações. Coordenadoria dos Institutos de Pesquisa. Centro de Vigilância Epidemiológica "Prof. Alexandre Vranjac". Norma do programa de imunização: 1998. 2ª ed. São Paulo: CVE; 2000.

São Paulo (Estado). Secretaria da Saúde. Coordenadoria de Controle de Doenças. Centro de Vigilância Epidemiológica "Prof. Alexandre Vranjac". Guia de orientações técnicas: hepatites B e C. São Paulo: CVE; 2002.

São Paulo (Estado). Secretaria da Saúde. Coordenadoria de Controle de Doenças. Centro de Vigilância Epidemiológica "Prof. Alexandre Vranjac". Manual de prevenção de infecções associadas a procedimentos estéticos. São Paulo: CVE; 2008.

Bibliografia

São Paulo (Estado). Secretaria da Saúde. Resolução SS nº 374, de 15 de dezembro de 1995. Altera a norma técnica sobre a organização do centro de material e noções de esterilização. 1995 [citado 20 out 2008]. Disponível em: http://tc-legis2.bvs.br/leisref/public/showAct.php?id=3436&word=.

São Paulo (Estado). Secretaria da Saúde. Resolução SS nº 91, de 31 de outubro de 2006. Estabelece fluxograma para o diagnóstico laboratorial da hepatite tipo B e dá outras providências. 2006 [citado 27 jul 2009]. Disponível em: http://tc-legis2.bvs.br/leisref/public/showAct.php?id=2373&word=.

Shapiro CN. Epidemiology of hepatitis B. Pediatr Infect Dis J 1993;12(5):433-437.

She S, Shi L, Wu Y, et al. A seroepidemiologic study of hepatitis B virus infection among barbers in Huangshi City, Hubei, China. Microbiol Immunol 1988; 32(2):229-233.

Sherlock DS. Chronic hepatitis C. Dis Month 1994;40(3):128-196.

Sherlock S, Dooley J. Diseases of the liver and biliary system. 11th ed. Oxford: Blackwell Science 2002;285-303.

Sherlock S, Dooley J. Diseases of the liver and biliary system. 9th ed. Oxford: Blackwell Scientific Pub 1993;452-459.

Silveira TR, Fonseca JC, Rivera L, et al. Hepatitis B seroprevalence in Latin America. Rev Panam Salud Publica 1999;6(6):378-383.

Sinatra FR, Shah P, Weissman JY, et al. Perinatal transmitted acute icteric hepatitis B in infants born to hepatitis B surface antigen-positive and anti-hepatitis B-positive carrier mothers. Pediatrics 1982;70(4):557-559.

Sindicato dos Empregados em Institutos de Beleza e Cabeleireiros de Senhoras de São Paulo e Região. Convenção coletiva de trabalho, 2007/2009: empregados em institutos de beleza e cabeleireiros de senhoras. São Paulo: SEIBCSSP; 2007.

Sindicato dos Institutos de Beleza e Cabeleireiros de Senhoras do Estado de São Paulo [folder]. São Paulo: Sindibeleza; 2007.

Sociedade Brasileira de Enfermeiros de Centro Cirúrgico, Recuperação Anestésica e Centro de Material e Esterilização. Práticas recomendadas SOBECC: centro cirúrgico, recuperação pós-anestésica e centro de material e esterilização. 4ª ed. rev. atual. São Paulo: SOBECC; 2007.

Sociedade Brasileira de Enfermeiros de Centro Cirúrgico, Recuperação Anestésica e Centro de Material e Esterilização. Práticas recomendadas SOBECC: centro cirúrgico, recuperação pós-anestésica e centro de material e esterilização. 5ª ed. rev. atual. São Paulo: SOBECC; 2009.

Bibliografia

Spaulding EH. Chemical disinfection of medical and surgical materials. In: Lawrence CA, Block SS. Disinfection, Sterilization, and Preservation. Philadelphia: Lea & Febiger 1968;517-531.

Stevens CE, Neurath RA, Beasley RP, Szmuness W. HBeAg and anti-HBe detection by radioimmunoassay: correlation with vertical transmission of hepatitis B virus in Taiwan. J Med Virol 1979;3:237-241.

Szmuness W, Stevens CE, Harley EJ, et al. Hepatitis B vaccine: demonstration of efficacy in a controlled clinical trial in a high-risk population in the United States. N Engl J Med 1980;303(15):833-841.

Tumminelli F, Marcellin P, Rizzo S, et al. Shaving as potential source of hepatitis C vírus infection [letter]. Lancet 1995;345:658-659.

Vacinas: hepatitis A e B: recomendações [notas breves]. Imunizações 2006; 10(2):22-25.

World Health Organization. Department of Communicable Diseases Surveillance and Response. Hepatitis B. Geneve: WHO; 2002a. Report WHO/CDS/CSR/LYO/2002.2:Hepatitis B.

World Health Organization. Department of Vaccines and Biologicals. Introduction of hepatitis B vaccine into childhood immunization services: management guidelines, including information for health workers and parents. Geneva: WHO; 2001. Report WHO/V&B/01.31.

World Health Organization. Hepatitis B. Fact Sheet. Oct 2000b;(164). [cited 2007 jun 14]. Available from: http://www.who.int/mediacentre/factsheets/fs164/en/print.html.

World Health Organization. Hepatitis C. Geneve: WHO; 2002c. Report WHO/CDS/CSR/LYO/2003? Hepatitis C.

World Health Organization. Hepatitis C: global prevalence (update). Wkly Epidemiol Rec 1997;72(46):341-344.

World Health Organization. Hepatitis C: global prevalence (update). Wkly Epidemiol Rec 2000a;75(3):18.

World Health Organization. Map 3 [about Hepatitis C in the world, 2001]. Wkly Epidemiol Rec 2002b;77(6):47.

World Health Organization. Performance of acute flaccid paralysis (AFP) surveillance and incidence of poliomyelitis, 1998-1999. Wkly Epidemiol Rec 1999;74(49):425-427.

Zahraoui-Mehadji M, Baakrim MZ, Laraqui S, et al. Risque infectieux lié au sang chez les coiffeurs-barbiers traditionnels et leurs clients au Maroc. Cahiers Santé 2004;14:211-216.

Índice

A

Acidente ocupacional, 26
    aleitamento materno, 27
    compartilhamento ou reutilização de agulhas ou seringas, 28
    contatos domiciliares, 28
    fonte de infecção não conhecida, 30
    hemodiálise, 26
    hemofílicos, 29
    manicures e pedicurres, barbeiros, acupuntura, *piercing*, tatuagem, procedimentos cirúrgicos e odontológicos, 29
    relações sexuais desprotegidas, 27
    transfusão de sangue e derivados contaminados, 28
    transmissão vertical, 27
    transplantes de órgãos e tecidos, 29

D

Discussão, conclusões e recomendações, 49
Distribuição geográfica da infecção crônica pelo vírus da hepatite B, 6
Hepatite B
    diagnóstico, 15, 31
    epidemiologia, 5, 21
    modos de transmissão, 9, 25
        acidente ocupacional, 9
        aleitamento materno, 12
        compartilhamento ou reutilização de agulhas ou seringas, 12
        contatos domiciliares, 12
        fonte de infecção não conhecida, 14
        hemodiálise, 11

Índice

    manicures e pedicures, barbeiros, acupuntura, *piercing*, tatuagem, procedimentos cirúrgicos e odontológicos, 13
    relações sexuais desprotegidas, 12
    transfusão de sangue e derivados contaminados, 13
    transmissão vertical, 11

M

Mapa da prevalência global do vírus da hepatite C, 22
Medidas de controle da infecção pelo vírus da hepatite B, 17
    profilaxia, 17, 20
        pós-exposição, 20
        pré-exposição, 17
    vacinas contra a Hepatite B, 19
Medidas de prevenção e controle da infecção pela hepatite C, 35

N

Normas de biossegurança, 39
    acidente de trabalho, 46
    controle da eficácia da esterilização, 45
    cuidados com artigos e equipamentos utilizados no atendimento ao cliente, 42
    esterilização, 43
        calor seco – estufa ou forno de Pasteur, 44
        vapor saturado sob pressão – autoclave, 43
    higienização das mãos, 40
    invólucros para a esterilização, 45
    limpeza ou higiene, 42
        limpeza manual, 43
    manutenção dos equipamentos, 46
    secagem, 45

P

Prevalência global estimada da hepatite C e número de infectados por região, segundo a OMS, 22
Proposta de portaria para manicures e pedicures, 53
    dispõe sobre os estabelecimentos de interesse à saúde, denominado gabinete de manicure e pedicure, e dá providências correlatas, 53

R

Roteiro de inspeção para gabinetes de manicures e pedicures, 61
    roteiro de inspeção para gabinetes de manicures e pedicures nos salões de beleza do município de São Paulo, 61

V

Vigilância epidemiológica das hepatites virais, 37

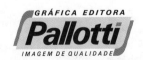

www.graficapallotti.com.br
(51) **3081.0801**